不安障害の臨床

穐吉條太郎 大分大学医学部精神神経医学講座・准教授
五十川浩一 ニューヨーク大学神経科学センター博士研究員
河野　伸子 大分大学教育福祉科学部福祉科学教育課程・講師

株式会社 新興医学出版社

推薦の言葉

　このたび，新興医学出版社から「不安障害の臨床」という素晴らしい本が上梓された。筆頭著者の穐吉條太郎先生は，私どもの講座で准教授として長年，臨床・研究・教育に従事しており，特に不安障害の研究と診療では全国的に有名である。この本でも，その才能や能力を如何なく発揮し，不安障害研究および診療の基本から応用，さらには最先端の知見まで明快に説明している。共著者の五十川浩一先生は，私どもの講座で講師まで務めたが，その後ニューヨーク州立大学のルドウ教授の下で不安障害の研究を続けている。もうひとりの共著者の河野伸子先生は，大分大学教育福祉科学部で講師を務めており，臨床心理学が専門である。このような豪華な顔ぶれによりまとめられた本書の内容は，不安障害の病態生理，心理的メカニズム，診断などを総論として解説し，各論としてパニック障害，恐怖症，社交不安障害，強迫性障害，外傷後ストレス障害，急性ストレス障害，解離性障害，転換性障害を具体的に説明し，最後に治療として薬物療法と精神療法をわかりやすく解説している。不安障害を知るには，この本を熟読することで十分であり，ひいては不安障害の専門家に匹敵する知識が得られると考える次第である。本書は医家向けの書物として出版されるが，不安障害の患者さんや家族にとっても，病気のことをよく知り，治療に向き合っていくための重要な羅針盤になると考える。

　平成23年9月1日

　　　　　　　　　　　　大分大学医学部精神神経医学講座・教授　　寺尾　岳

序　文

　雲がどんよりした時代の中にあって，平成23年3月11日の東日本大震災と原発事故はさらに私たち日本人に不安と抑うつを強いることになりました。このような時代にあって，ストレスとの密接な関係が指摘されている不安障害の増加が心配されるところであります。不安障害についても，従来の精神療法のみの治療から，他の精神疾患と同様にエビデンスに基づく薬物療法などの生物学的療法と併せて精神療法が重要となっています。

　本書は，不安障害の臨床と研究に長年従事してきた穐吉，生物学的精神医学と同時に現在アメリカにおいて不安障害を研究している五十川，教育心理学と同時に精神療法を実践している河野の共著となっています。

　快く3Dで表紙作成をしていただいた大町崇浩氏にお礼申し上げます。また本の作成と校正で多大な貢献をいただいた新興医学出版社の服部治夫氏に感謝申し上げます。

平成23年8月18日

穐吉條太郎

目　次

1. 不安とは ……………………………………………………………… 1
2. 不安障害の診断の流れ ……………………………………………… 3
3. 不安の生理的メカニズム …………………………………………… 4
    扁桃体（amygdala） ……………………………………………… 5
    GABA ……………………………………………………………… 9
    セロトニン（5-HT） ……………………………………………… 9
    ノルアドレナリン ………………………………………………… 10
    視床下部－下垂体－副腎系（HPA axis） ……………………… 11
    CRF（corticotropin-releasing factor） ………………………… 11
    コレシストキニン（CCK） ……………………………………… 12
    前頭前野皮質（prefrontal cortex） ……………………………… 13
    遺伝子 ……………………………………………………………… 13
    養　育 ……………………………………………………………… 13
    電気痙攣療法（electroconvulsive therapy：ECT）と
    反復性経頭蓋磁気刺激（repetitive transcranial magnetic
    stimulation：rTMS） …………………………………………… 14
    肝細胞成長因子（hepatocyte growth factor：HGF） ………… 15
4. 不安の心理的メカニズム …………………………………………… 19
    精神分析から見た不安のメカニズム …………………………… 19
    行動理論（学習理論）から見た不安のメカニズム …………… 20
    森田機制から見た不安のメカニズム …………………………… 22
5. 不安障害の診断の仕方 ……………………………………………… 24
6. パニック障害 ………………………………………………………… 26
    診　断 ……………………………………………………………… 26

目次

　　病　因 …………………………………………… 29
　　治　療 …………………………………………… 31
7．恐怖症 ……………………………………………… 35
　　診　断 …………………………………………… 35
　　病　因 …………………………………………… 37
　　治　療 …………………………………………… 39
8．社交不安障害 ……………………………………… 41
　　診　断 …………………………………………… 41
　　病　因 …………………………………………… 44
　　治　療 …………………………………………… 45
9．強迫性障害 ………………………………………… 50
　　診　断 …………………………………………… 50
　　病　因 …………………………………………… 53
　　治　療 …………………………………………… 54
10．外傷後ストレス障害 ……………………………… 58
　　診　断 …………………………………………… 58
　　病　因 …………………………………………… 61
　　治　療 …………………………………………… 63
11．急性ストレス障害 ………………………………… 69
　　診　断 …………………………………………… 69
　　病　因 …………………………………………… 70
　　治　療 …………………………………………… 72
12．解離性障害 ………………………………………… 75
　　診　断 …………………………………………… 76
　　解離性健忘 ……………………………………… 76

解離性とん走	79
解離性同一性障害	79
離人症性障害	80
特定不能の解離性障害	80
病　因	81
治　療	82
13. 転換性障害	85
診　断	85
病　因	87
治　療	88
14. 治療　薬物療法の心がまえ	91
抗うつ薬	92
buspiron	93
ベンゾジアゼピン系薬物	93
抗けいれん薬	94
15. 治療　精神療法の心がまえ	96
精神分析的治療	96
認知行動療法（cognitive-behavioral therapy: CBT）	97
索　引	101

1. 不安とは

稗吉　條太郎

　不安とは我々人類が現在まで生きながらえることができた重要な感情の一つである．すなわち生物としての人類は，有史以来多くの敵に囲まれてきた．過去の報告によると人類が他の生物に補食された証拠は多くある．すなわちアフリカのジャングルから平原に降り立った人類は多くの敵と戦いながらその遺伝子を保持してきたことがわかる．多くの敵から自分を守るためには，敵の気配を素早く察知し，それに対処しなければならない．そのため敵の存在を人類に知らせる体内のシステム，特に脳内システムとして不安が重要である．不安という脳内システムがうまく作動しない人は，敵の脅威にさらされ命を落とした可能性が高い．

　不安・脅威に対して，人類は「戦うか逃げるか　fight or flight」で対処してきた．この脳内システムは現在も脈々と人類に引き継がれている．ただ問題は，人類の中でこの不安システムが過剰に働く人々がいることである．以前の脅威は他の生物であったが，現在はストレスがそれにかわって立ち向かってきた．このストレスは，心理的・化学的・物理的・身体的ストレスからなっている．セリエ以来ストレスの種類は異なるが体内における自律神経系およびホルモン系の反応は同じであると考えられている．これらのストレスに対する反応に個人差がみられる．このため反応の差から不安の程度にも違いができたと考えられる．

　ストレスに対して感受性が強い人は不安も強くなり，そのため社会生活に多くの支障をきたすことになる．これが不安障害である．不安障害の長期的な予後を調べた研究では，予想と反して不安障害は完全に良くなることは難しく，長期にわたって精神科的なフォローが必要となる．

　また多くの患者さんに接すると不安の強さとパーソナリティは大いに関連があることがわかる．不安の強いパーソナリティ傾向や障害をもった患者さんでは，不安障害をきたしやすいようである．不安をきたしやすいパニック障害としては，DSMの診断基準でいくと，クラスターCに分類される回避性・依存性パーソナリティ障害があげられる．このグループは，

1. 不安とは

パーソナリティ自体不安が強く日々の生活において不安をきたしやすいところがある.

2. 不安障害の診断の流れ

穐吉　條太郎

　不安障害は，パニック発作を代表とする不安発作が代表的症状のひとつである．また常に持続している不安ももう一つの代表的精神症状である．動悸・過呼吸・発汗・窒息感・冷感・熱感・死への恐怖は，不安発作として分類されている．

　不安障害のDSM診断基準作成の過程において，ヒステリーの取り扱いに多くの問題を含めていることが明らかにされている．すなわち，生物学的精神医学に対して親和性の強いグループによる精神分析的な考えに傾倒するグループへの反駁である．かなり政治的な臭いがする論争である．アメリカにおける論争に対して米国外の精神科医はほとんど関与していないと考えられる．この分析的な考えをできるだけ診断基準から排除するか否かの論争は今後も引き続き続くものと思われる．

　精神分析的なアプローチが，精神医療において有効な手段であるとのエビデンスは少しずつ増えているが，多くの精神科医を納得させるに至っていない．今後，精神分析的なアプローチが明らかに有効である旨のエビデンスの集積が必要である．

3. 不安の生理的メカニズム

五十川　浩一

　不安の生理的メカニズムを示すにあたり，不安と関係の深い恐怖についての概念を認識する必要がある．

　不安は，これから起こる出来事への予測，想像などにより，心配，恐怖，困難さなどを自覚し，引き起こされる状態である．不安の対象はない場合もある．一方，恐怖は対象が特定されている概念なので，「高所恐怖」「社会恐怖」「蛇恐怖」などと特定される対象を示すことができる．

　パニック障害において，これからパニック発作が起こるのではないかと未来のことへの心配や恐怖を感じている状態は「予期不安」と表現される．また，パニック発作の対象に焦点を当てれば，パニック発作恐怖と表現される．高所恐怖症の場合，高所という対象に着眼すれば，高所恐怖と表現されるが，これから高所に行くことがわかり，その状況を想像し，恐怖を感じている状態は不安と表現されることとなる．

　不安，恐怖を扱う動物実験について考えてみる．恐怖条件付けは，情動的にもともと中立的な刺激 Conditioned Stimulus（CS）と情動的に嫌悪の刺激 Unconditioned Stimulus（US）の結合を用いた実験である．たとえば，30秒間の電子音（CS）をラットに聞かせ，その終わりに1秒間床のグリッドに電気を走らせる刺激（US）を与えると，次回ラットが電子音を聞くだけですくみ行動を起こす．これはCSに対して恐怖を示していると同時にこの後にUSが起こることを予測して不安と恐怖を抱いているとも言える．

　不安も恐怖も同様の，身体的（血圧の上昇，心拍数の増加，過呼吸，発汗，立毛など），認知的，情緒的，行動的変化を引き起こす．このように不安と恐怖は似通った概念であり，多くの場合同時に存在する．

　不安障害における症状は，不安と恐怖の両方を伴っている場合が多い．この章では，主に不安と恐怖の両方に関係するメカニズムを中心に示す．

扁桃体 (amygdala)

　扁桃体は側頭葉前方の内側に位置し（図1）[1]．アーモンド型で神経核を含んでいる．扁桃体外側核は新皮質からの入力が豊富で，情動記憶が貯蔵されている場所と考えられている．また扁桃体中心核は情動反応の出力を行う場所と考えられている．

　感覚器から扁桃体を通して情動反応を示す過程を示す．外界からの刺激，たとえば蛇の姿を見るなどした場合，目を通してその刺激が視床を経由して，視覚野へ伝えられる．蛇の形をはっきり捉え，その刺激は扁桃体外側核に伝えられる．扁桃体外側核は蛇の姿が情動的に嫌悪なものかどうかを判断する．

　嫌悪であると判断されると扁桃体中心核が活性化される．その出力は，中脳中心灰白質，視床下部外側部，視床下部室傍核，顔面神経などに到達する．中脳中心灰白質はすくみ行動を，視床下部外側部は血圧の上昇などを，視床下部室傍核は視床下部－下垂体－副腎系（hypothalamic-pituitary-adrenal axis: HPA axis）の活性化を，三叉神経や顔面神経は恐怖の表情を引き起こす（図2）．

　人の場合，他の種と比較して，扁桃体外側核の相対的体積は，大きい[2]．新皮質の発達とともに入力線維が多くなり増大したものと推定される．感覚野からの直接的な扁桃体外側核への入力のみならず，他の大脳皮質からの入力も多く，さまざまな人の思考，つまり想像や推測などの入力も他の種よりも大きいことが推測される．

　情動記憶は他の記憶たとえば意味記憶，エピソード記憶などと同様に，神経の可塑性によって引き起こされているのではないかと考えられている．つまり，シナプス前神経の興奮が，強くまたは持続的にシナプス後神経に伝わると，NMDA受容体を介して，持続的な興奮性シナプス後電位を示す長期増強（long-term potentiation: LTP）を引き起こし，神経のシナプス応答性を上げる結果，その神経伝達が容易になり，情動記憶が形成されるのではないかという考えである．りんごを見て，これはりんごだと認識することと，子供の頃犬にかまれた経験があった場合，大人になってどんなに小さな犬を見ても嫌だなという感覚が起こることは同じ神経のメカニズムで起こっているのではという考えである．長期記憶となる場合

3. 不安の生理的メカニズム

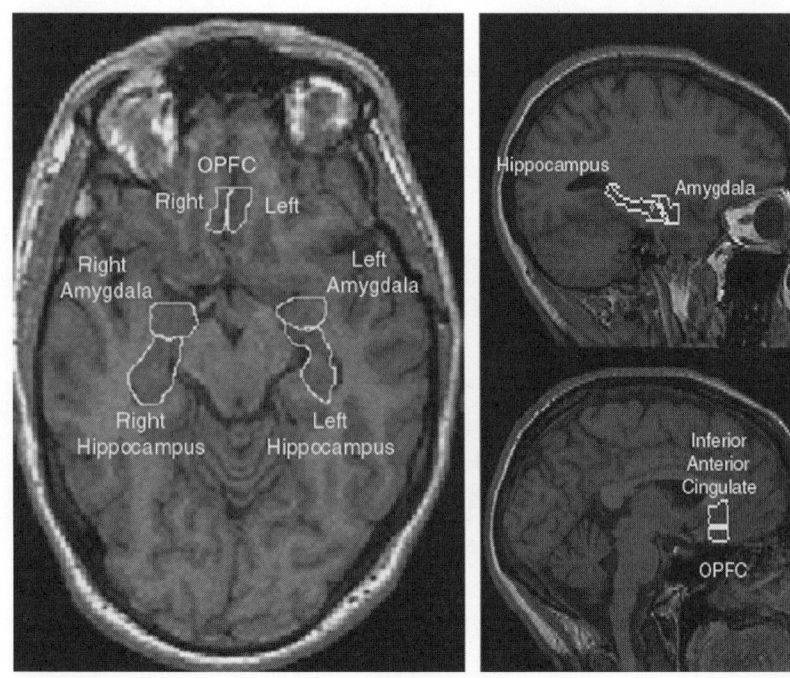

図1　扁桃体の位置

Amygdala：扁桃体，Hippocampus：海馬，OPFC：Orbital Prefrontal Cortex：眼窩前頭皮質，Inferior Anterior Cingulate：内側腹側帯状回　左図は水平断　右図は矢状断（Hastings RS, Parsey RV, Oquendo MA, Arango V, Mann JJ. Volumetric analysis of the prefrontal cortex, amygdala, and hippocampus in major depression.Neuropsychopharmacology. 29（5）: 952-9, 2004 より転載）

は，細胞の核を介して蛋白合成が行われ，神経の形態的機能的変化を引き起こしているのではないかと考えられている．これを情動記憶の固定と呼ぶ．また，再度同様の刺激が生じたとき，その情動記憶はいったん不安定となり再び記憶の固定化が行われる．これを情動記憶の再固定と呼ぶ．情動記憶は再度刺激が生じてから再固定まで不安定になるのでそのときの操作が治療チャンスとなる．また，同じ刺激を続けていき安全であることが続くと情動記憶が弱まってくる．これを情動記憶の消去と呼ぶ．消去の過

3. 不安の生理的メカニズム

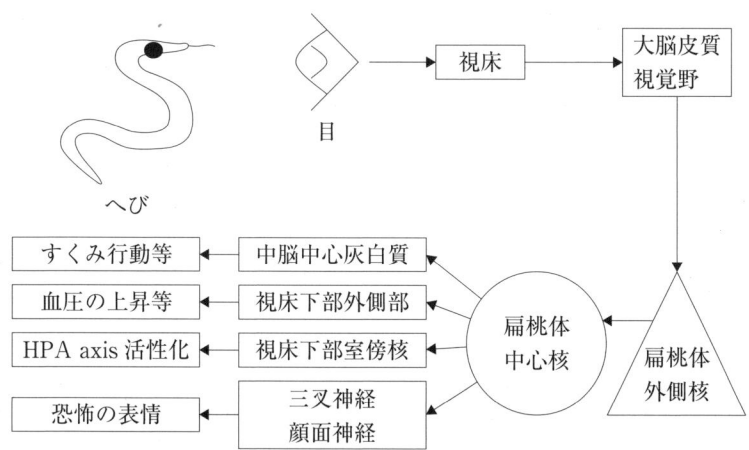

図2 視覚感覚器から扁桃体を通して情動反応を示す過程

程には前頭前野の活動が必要と考えられている．

　情動記憶の実験を行う場合，恐怖条件付け実験が主に行われる．これは，先にも示したが，情動的にもともと中立的な刺激・Conditioned Stimulus（CS）と情緒的に嫌悪の刺激 Unconditioned Stimulus（US）の結合を用いた実験である．たとえば，30秒間の電子音（CS）をラットに聞かせ，その終わりに1秒間，床のグリッドに電気を走らせる刺激（US）を与えると，次回ラットが電子音を聞くだけですくみ行動を起こす．これは電子音の刺激が，扁桃体外側核に到達し，シナプス後にある嫌悪の神経との神経伝達が促進されているため，嫌悪の神経が活性化してその後の恐怖反応が生じていると考えられる．つまり，扁桃体外側核に情動記憶が貯蔵されていることを意味している．LeDoux は扁桃体に病変のあるラットは恐怖条件付けが困難なことを示し[3]，Campeau らは，扁桃体に NMDA 受容体拮抗薬を投与すると，恐怖条件付けが阻害されたことを報告している[4]．Bechara らは，両側の扁桃体に損傷のある患者を対象に恐怖条件付けを行ったところ，患者は条件付けの内容は記憶していたが，自動驚愕反応は示さなかったと報告している．また，両側海馬の損傷患者の場合は，条件付けの内容は記憶していなかったが，自動驚愕反応を生じたと報告している[5]．

3. 不安の生理的メカニズム

　不安・恐怖などの嫌悪な情動記憶のみならず，快い情動記憶も扁桃体外側核に貯蔵されている．Nishijoらは猿を用いて，猿の好きなスイカに塩を加えて猿の嫌な味に変えると，四つの扁桃体神経の活性が減退したと報告している．つまり，扁桃体外側核には快い刺激に反応する神経もあることを示している[6]．

　情動記憶は生得的なものと獲得的なものがある．人は蛇，高所，痛み，苦味などの刺激は生得的に嫌悪の反応を示すことが多い．実験室のラットは，猫を見たこともないが，猫を見ると恐怖・不安を抱く．これも生得的な嫌悪の反応である．一方，白衣の医師に三種混合ワクチンを注射された乳児は，その後，白衣を見るだけで泣き出してしまう．これは獲得的情動記憶である．先ほどの恐怖条件付け実験で，電子音ですくみ行動を起こすことは獲得的情動記憶である．どちらの情動記憶も扁桃体外側核に貯蔵されている．

　子供はピーマンを嫌いな場合が多い．これはピーマンの苦味が生得的な情動を刺激し，嫌いと表現しているものと考えられる．しかし，人は大人になると，ビールの苦味，コーヒーの苦味，ドライマティーニの苦味，苦瓜の苦味などを楽しむようになる．スカイダイビング，ジェットコースターを楽しむ人もいれば，蛇をペットにする大人もいる．獲得的情動記憶が生得的情動記憶を凌駕した結果かもしれない．大人になってもピーマンの嫌いな人は生得的情動から抜け出せない人かもしれない[7]．

　扁桃体には，嗅覚，味覚，聴覚，視覚，体性感覚，内臓感覚などあらゆる刺激が大脳皮質を介さない入力もある．嗅球や脳幹からは直接的に入力し，そのほかの感覚刺激は視床を介して入力される．この経路は，たとえば近くで爆発などの大きな音がした場合に思わずすくんでしまう行動などのときに使われているのだと推測される．大脳皮質および海馬を介した，より精密な認知後に情動反応を示す経路と違って，粗雑な情報でも即座の情動反応を必要な場合に使われるものと考えられる．より精密な情報の入力は梨状前皮質，嗅内野，海馬傍回，帯状回，側頭葉，前頭前野より行われる．また，ドーパミン神経入力を黒質および腹側被蓋野より，セロトニン神経入力を中脳背側縫線核と正中縫線核より，ノルエピネフリン神経入力を青斑核よりアセチルコリン神経入力をマイネルト基底核より受けている．

3. 不安の生理的メカニズム

扁桃体からの出力は既に述べた以外に，大脳皮質（特に，前頭前野，側頭葉，前帯状回，梨状葉），腹側線条体，脳幹，迷走神経背側核，中隔核，側坐核などにも及んでいる．

サルの両側の扁桃体を破壊すると，食べられないものまで何でも口に運んだり，同性に対しても交尾行為を仕掛けたり，以前恐れていた蛇や人に平気で近づいていく．クリューバー・ビューシー症候群と呼ばれる．てんかん治療や変性疾患のために扁桃体に障害を生じた人の場合でも似通った症状が現れる．特に扁桃体が破壊されたことにより恐怖や不安の感情を失ったこともこの現象の要因と考えられる．

GABA

抗不安薬の多くはベンゾジアゼピン系の薬物でGABA（γ-アミノ酪酸）受容体に作用する．GABAは抑制性の伝達物質で，中枢神経の約1/3がGABA神経である．灰白質にもっとも密に存在する[8]．ベンゾジアゼピン系薬物はGABA$_A$受容体に作用し，Clチャンネルを開放し，GABAのシナプス活性を強化し，抑制神経であるGABA神経の作用を高める[9]．DorowらはFG 7142を投与し，不安を惹起したと報告している[10]．このように，GABA神経の働きが弱いと不安を生じやすくなる．

GABAの研究で脳部位に着目した研究はどうであろうか．NuttとMalizaはパニック障害患者と健康対照者を対象にPETを用いて，ベンゾジアゼピン受容体の密度を評価した．パニック障害患者において右眼窩前頭皮質と右島でもっとも著明なベンゾジアゼピン受容体の減少を認めた[11]．Golddardらは磁気共鳴スペクトロスコピーを用いて，パニック障害患者の後頭皮質のGABA濃度の減少を報告している[12]．これらの結果は，原因なのか結果なのか，それとも疾患のなりやすさをあらわしているのかはわからない．

セロトニン（5-HT）

急性ストレス時には，前頭前野，側坐核，扁桃体，視床下部のセロトニ

ン（5-HT）の放出が増大する[13]．セロトニンの放出は，放出される脳領域と受容体サブタイプにより，不安惹起作用と抗不安作用の両方の作用を引き起こす．5-HT_{2A} 受容体の刺激は不安を惹起する．5-HT_{1A} 受容体の刺激は抗不安作用を示す．Buspirone などの 5-HT_{1A} 受容体アゴニストは不安障害，特に全般性不安障害に有効である．選択的セロトニン再取り込み阻害剤（selective serotonin reuptake inhibitor: SSRI）は慢性投与にて不安障害全般に有効である．

SSRI は，セロトニンの再取り込みを阻害し，細胞間隙のセロトニン量を増加させる．SSRI の抗不安作用の作用期序のひとつとして，5-HT_2 受容体のダウンレギュレーションを引き起こすことと解釈されている．また，magnetic resonance spectroscopy（MRS）を用いた研究で SSRI を投与した患者では後頭葉の GABA 神経への作用が認められ，SSRI の GABA 神経への作用が抗不安作用ではないかと提案されている[14]．他には，シナプス後 5-HT_{1A} 受容体はアストロサイトや他のグリアにも豊富に存在している．アストロサイトの 5-HT_{1A} 受容体が刺激されるとアストロサイトはより成熟した形となり，栄養因子 S-100 を放出する．栄養因子 S-100 は 5-HT 神経の成長を促進する．不安障害の患者は何らかの理由でセロトニン神経の損傷がありその回復が不安障害の回復につながるという仮説である[15]．

ノルアドレナリン

不安および恐怖のとき，青斑核は活性化され，ノルアドレナリンが放出されている．サルを用いた実験で，青斑核を電気的に刺激すると不安ときわめて類似した生理反応と行動が見られる．人に $α_2$ 受容体の拮抗薬である yohinbine を投与する（ノルアドレナリンの放出を促進する）と不安を惹起したという報告がある[16]．不安障害の治療に $α_2$ 受容体作用薬である clonidine（ノルアドレナリンの放出を抑制する）や β 遮断薬の propranorol が有効の場合もある．以上よりノルアドレナリンの上昇は不安を惹起する．

視床下部―下垂体―副腎系（HPA axis）

　人はストレス，不安，恐怖を感じた場合，視床下部―下垂体―副腎系（HPA axis）の活動性の亢進を示す．その結果，血中コルチゾール濃度の増加をもたらす．動物実験のデータではグルココルチコイドが扁桃体の活動を促進する[17]．視床下部ではグルココルチコイドのフィードバックで副腎皮質刺激ホルモン放出因子（corticotropin-releasing factor：CRF）濃度が下がり，HPA axis は抑制されるが，扁桃体では CRF 濃度が上昇し，扁桃体は活性化される．この点が，グルココルチコイドに対する視床下部と扁桃体における CRF 反応の違いである．

　外傷後ストレス障害（post-traumatic stress disorder：PTSD）では大うつ病性障害と同様に HPA axis の異常を示す．大うつ病性障害の場合は，CRF，副腎皮質刺激ホルモン（adrenocorticotropic hormone：ACTH），コルチゾールの持続的な上昇がみられ，dexamethasone 抑制試験ではコルチゾールは抑制されず，combined dexamethasone/corticotropin-releasing hormone test（DEX/CRH test）では ACTH，コルチゾールの有意な上昇を認める[18]．PTSD の場合，コルチゾールは夜間の後半に低下する場合がある．CRF は増加しているが，dexamethasone 抑制試験ではコルチゾールは抑制される．パニック障害の場合，dexamethasone 抑制試験の研究ではコルチゾールは非抑制の割合は正常もしくは高く，DEX/CRH test では健康対照群よりは ACTH，コルチゾールが上昇するが大うつ病性障害よりも低値であった．不安，恐怖を感じるときは，HPA axis の活性化を生じるが，不安障害の HPA axis は大うつ病性障害ほどの異常さはないようである．

CRF（corticotropin-releasing factor）

　CRF は視床下部室傍核からの分泌による HPA axis の最上流としての機能のみならず，脳内に広く分布し，神経伝達物質として行動，自律神経，免疫反応に直接影響を与える．CRF を含む神経は，前頭前野，帯状回，扁桃体，分界条床核，側坐核，中脳水道灰白質，青斑核など不安と恐怖に関連した部位にも豊富であり，不安関連行動を活性化する．CRF 受

容体のサブタイプはCRFR1とCRFR2の2種類があり、CRFR1は不安惹起作用と関係し、CRFR2は抗不安作用と関係がある[19]。CRFR1欠損マウスは不安関連行動の減少を示す[20]。CRFR1 antagonistのラットへの全身投与は、恐怖条件付けにおける、恐怖条件の獲得と表出を低下させ、抗不安作用を示す[21]。そして、マイクロダイアリシス法を用いた研究によると、ラットへのCRFR1 antagonist全身投与は、海馬でのノルエピネフリン、セロトニンを低下させるため、このことが抗不安作用の原因の一部かもしれない[22]。

人生早期における持続的な強度のストレスの暴露は、CRFの長期の上昇と新たなストレスに対するCRF細胞の感受性の増加を引き起こす[23]。人生早期に高レベルのCRFに暴露された海馬は、人生後期の海馬損傷に関与しているかもしれない[24]。

PTSD患者の脳脊髄液内のCRF濃度は健康な対照群と比較して高い。しかし、ほとんどの症例で血中コルチゾールレベルは高くなく、脳脊髄液内CRFと血中コルチゾール濃度は関連を認めない[25]。この点が大うつ病性障害と異なる。

コレシストキニン (CCK)

コレシストキニン (Cholecystokinin: CCK) は消化管で発見された神経ペプチドである。脳内では、大脳皮質、扁桃体、海馬、中脳水道灰白質、黒質、縫線核に高密度で存在する。受容体はCCK AレセプターとCCK Bレセプターの二つに分類される。CCK Aレセプター欠損ラット (OLETFラット) を用いた研究で、CCK Aレセプター正常ラット (LETOラット) と比較すると、CCK Aレセプター欠損ラットは、高架式十時迷路試験と、明暗箱試験で有意に不安関連行動を認めた[26]。ラットの側脳室にCCK Bレセプター アンチセンス オリゴデオキシヌクレオチドを投与した研究では、対象群と比較して、CCK Bレセプター アンチセンス群は有意にラットの不安行動を抑制した[27]。以上のことより、CCK Aレセプターは抗不安作用をCCK Bレセプターは不安惹起作用と関連していると考えられ、互いに相反する機能を有することが示唆される。

前頭前野皮質（prefrontal cortex）

　人および動物の情動に関連した PET 研究を Davidson はまとめている[28]．不安，恐怖などの情動の処理時には扁桃体はもちろん，前頭前野皮質に含まれる前頭眼窩皮質と前頭回，前側頭極，視床下部での代謝亢進が著しい．扁桃体には前頭前野から多くの抑制性の入力があり，前頭前野は，恐怖，不安時の扁桃体の興奮を抑制する働きを有すると考えられている．

　前頭前野機能において，フィアネス・ゲージの臨床例が有名である．鉄道工事の現場監督だったゲージは，優秀で誰からも信頼される人物だった．1848 年，爆発事故でゲージの頭蓋骨を鉄棒が貫通し，前頭葉に大きな損傷を負ってしまった．幸いに命をとりとめることができ，知能はほぼ回復した．ところが，ゲージは以前と性格が変わってしまった．事故後は衝動的で汚い言葉をまき散らし，易怒的となった．これは，前頭葉の扁桃体への抑制が外れ，扁桃体の情動的興奮を抑制できなくなった一例である．

遺伝子

　セロトニントランスポーター遺伝子多型と不安性格との関連を Lesch らは報告している[29]．遺伝子型 s/s 型の人々は有意に不安性格を有するというものである．セロトニントランスポーターはセロトニンの再取り込みをつかさどる部位で，s/s 型はその働きが弱いとされている．日本人を対象とした研究でも s/s 型は不安性格を有することが示されており，Caucasian に比べて日本人は s/s 型の割合が多い[30]．

　パニック障害に関連性のある遺伝子座として，catechol-O-methyltransferase（COMT）遺伝子内，もしくは，第 22 染色体近傍領域で発見された[31]．

養　育

　母親ラットは子供の養育を行うとき，なめる行動，毛づくろいをする行

動，弓状になって背後から子供を包み込む行動などを行う．これらの行動頻度が高い母親で育てられたラット群とこれらの行動頻度が低い母親で育てられたラット群を比較した研究がある．それらのラットが成長後，新しいものに対する恐怖を計測すると，それらの行動頻度が低い母親に育てられた群と比較して，それらの行動頻度が高い母親で育てられた群は新しいものへの恐怖が低かった．また，それらの行動頻度が高い母親で育てられた群は扁桃体におけるベンゾジアゼピンレセプターの密度が高かったと報告されている[32]．この結果から，十分に母親からの養育条件がよいと扁桃体のGABA神経の発達が十分となり，成長後恐怖に遭遇したときに過剰な反応をしないことが推測される．

　ラットやサルでの生後早期で長期の母子分離を行うと，子供は成長後，ストレスに対する過剰反応，社会行動での不安反応の過剰，抑うつ様行動の出現をもたらす．脳CRF遺伝子表現異常，海馬グルココルチコイド受容体異常，脳内モノアミンの変化などを来たす[33]．

　境界性パーソナリティ障害患者の養育の問題点として，幼少時に母親からの育児放棄や虐待，本人の独立を妨げるような過剰な甘やかせで，過剰な分離不安を形成させることなどが挙げられている．これらの養育的問題が扁桃体のGABA神経の発達などが不十分となり，不安，恐怖，怒りの情動反応をうまくコントロールできないことが原因のひとつとなっているかもしれない．

電気痙攣療法（electroconvulsive therapy：ECT）と反復性経頭蓋磁気刺激（repetitive transcranial magnetic stimulation：rTMS）

　ECTは，大うつ病性障害，双極性障害，統合失調症に対して効果の高い治療法である．不安障害に対しては一般的ではないが強迫性障害に対して有効である[34]．rTMSはECTに代わる治療法として考え出され，主に左前頭前野皮質に刺激を与え治療する方法である．rTMSはPTSDに対して治療効果を認めた報告がある[35]．ラットの脳全体にrTMS刺激をかけた場合，不安を惹起する場合があり，その不安は抗うつ薬[36]，ベンゾジアゼピン系薬物等[37]で回復する．

肝細胞成長因子（hepatocyte growth factor: HGF）

　HGFは肝細胞が再生する仕組みを研究する過程で発見された．さまざまな臓器に対して治療効果を認める．HGFは脳内にも広く分布しており，脳内での作用が注目されている．HGFをラットの側脳室内に投与すると不安関連行動が抑制される[38]．この抗不安作用は神経の成長と関係するのかもしれない．

文献

1) Hastings RS, Parsey RV, Oquendo MA, et al: Volumetric analysis of the prefrontal cortex, amygdala, and hippocampus in major depression. Neuropsychopharmacology. 29 (5): 952-959, 2004
2) Klingler J, Gloor: The connections of the amygdala and of the anterior temporal cortex in the human brain. J Comp Neurol. 333-369, 1960
3) LeDoux JE: Brain mechanisms of emotion and emotional learning. Curr Opin Neurobiol. 2 (2): 191-7, 1992
4) Campeau S, Miserendino MJ, Davis M: Intra-amygdala infusion of the N-methyl-D-aspartate receptor antagonist AP5 blocks acquisition but not expression of fear-potentiated startle to an auditory conditioned stimulus. Behav Neurosci. 106 (3): 569-574, 1995
5) Bechara A, Tranel D, Damasio H, et al: Double dissociation of conditioning and declarative knowledge relative to the amygdala and hippocampus in humans. Science. 269 (5227): 1115-1118, 1995.
6) Nishijo H, Ono T, Nishino H: Single neuron responses in amygdala of alert monkey during complex sensory stimulation with affective significance. J Neurosci. 8 (10): 3570-3583, 1998
7) 五十川浩一，穐吉條太郎：不安障害の生物学的基盤―最近の進歩　日本神経精神薬理学雑誌 27: 47-52, 2007
8) Bormann J: The 'ABC' of GABA receptors. Trends Pharmacol Sci. 21 (1): 16-19, 2000
9) Smith TA: Type A gamma-aminobutyric acid (GABAA) receptor subunits and benzodiazepine binding: significance to clinical syndromes

and their treatment. Br J Biomed Sci. 58 (2): 111-121, 2001
10) Dorow R, Horowski R, Paschelke G, et al: Severe anxiety induced by FG 7142, a beta-carboline ligand for benzodiazepine receptors. Lancet. 2 (8341): 98-99, 1983
11) Nutt DJ, Malizia AL: New insights into the role of the GABA (A)-benzodiazepine receptor in psychiatric disorder. Br J Psychiatry. 179: 390-396, 2001
12) Goddard AW, Mason GF, Almai A, et al: Reductions in occipital cortex GABA levels in panic disorder detected with 1h-magnetic resonance spectroscopy. Arch Gen Psychiatry. 58 (6): 556-561, 2001
13) Kent JM, Mathew SJ, Gorman JM: Molecular targets in the treatment of anxiety. Biol Psychiatry. 52 (10): 1008-1030, 2002
14) Bhagwagar Z, Wylezinska M, Taylor M, et al: "Increased brain GABA concentrations following acute administration of a selective serotonin reuptake inhibitor.". Am J Psychiatry 161 (2): 368-370, 2004
15) Manji HK, Drevets WC, Charney DS: The cellular neurobiology of depression. Nat Med. 7 (5): 541-547, 2001
16) Charney DS, Heninger GR, Redmond DE Jr: Yohimbine induced anxiety and increased noradrenergic function in humans: effects of diazepam and clonidine. Life Sci. 33 (1): 19-29, 1983
17) Makino S, Gold PW, Schulkin J: Corticosterone effects on corticotropin-releasing hormone mRNA in the central nucleus of the amygdala and the parvocellular region of the paraventricular nucleus of the hypothalamus. Brain Res. 640 (1-2): 105-112, 1994
18) Isogawa K, Nagayama H, Tsutsumi T, et al: Simultaneous use of thyrotropin-releasing hormone test and combined dexamethasone/corticotropine-releasing hormone test for severity evaluation and outcome prediction in patients with major depressive disorder. J Psychiatr Res. 39 (5): 467-473, 2005
19) Isogawa K, Akiyoshi J, Tsutsumi T, et al: Anxiogenic-like effect of corticotropin-releasing factor receptor 2 antisense oligonucleotides infused into rat brain. J Psychopharmacol. 17 (4): 409-413, 2003

20) Bale TL, Picetti R, Contarino A, et al: Mice deficient for both corticotropin-releasing factor receptor 1 (CRFR1) and CRFR2 have an impaired stress response and display sexually dichotomous anxiety-like behavior. J Neurosci. 22 (1): 193-199, 2002
21) Hikichi T, Akiyoshi J, Yamamoto Y, et al: Suppression of conditioned fear by administration of CRF receptor antagonist CP-154, 526. Pharmacopsychiatry. 33 (5): 189-193, 2000
22) Isogawa K, Akiyoshi J, Hikichi T, et al: Effect of corticotropin releasing factor receptor 1 antagonist on extracellular norepinephrine, dopamine and serotonin in hippocampus and prefrontal cortex of rats in vivo. Neuropeptides. 34 (3-4): 234-239, 2000
23) Strome EM, Wheler GH, Higley JD, et al: Intracerebroventricular corticotropin-releasing factor increases limbic glucose metabolism and has social context-dependent behavioral effects in nonhuman primates. Proc Natl Acad Sci U S A.; 99 (24): 15749-15754, 2002
24) Brunson KL, Eghbal-Ahmadi M, Bender R, et al: Long-term, progressive hippocampal cell loss and dysfunction induced by early-life administration of corticotropin-releasing hormone reproduce the effects of early-life stress.Proc Natl Acad Sci U S A. 98 (15): 8856-8861, 2001
25) Baker DG, West SA, Nicholson WE, et al: Serial CSF corticotropin-releasing hormone levels and adrenocortical activity in combat veterans with posttraumatic stress disorder.Am J Psychiatry. 156 (4): 585-588, 1999
26) Yamamoto Y, Akiyoshi J, Kiyota A, et al: Increased anxiety behavior in OLETF rats without cholecystokinin-A receptor.Brain Res Bull. 53 (6): 789-792, 2000
27) Tsutsumi T, Akiyoshi J, Hikichi T, et al: Suppression of conditioned fear by administration of CCKB receptor antisense oligodeoxynucleotide into the lateral ventricle. Pharmacopsychiatry. 34 (6): 232-237, 2001
28) Davidson RJ: Anxiety and affective style: role of prefrontal cortex and amygdala.Biol Psychiatry. 51 (1): 68-80, 2002

29) Lesch KP, Bengel D, Heils A, et al: Association of anxiety-related traits with a polymorphism in the serotonin transporter gene regulatory region. Science. 274 (5292): 1527-1531, 1996

30) Katsuragi S, Kunugi H, Sano A, et al: Association between serotonin transporter gene polymorphism and anxiety-related traits.Biol Psychiatry. 45 (3): 368-370, 1999

31) Hamilton SP, Slager SL, Heiman GA, et al: Evidence for a susceptibility locus for panic disorder near the catechol-O-methyltransferase gene on chromosome 22. Biol Psychiatry. 2002 51 (7): 591-601, 2002

32) Caldji C, Tannenbaum B, Sharma S, et al: Maternal care during infancy regulates the development of neural systems mediating the expression of fearfulness in the rat. Proc Natl Acad Sci U S A. 95 (9): 5335-5340, 1998

33) Kalin NH, Shelton SE: Nonhuman primate models to study anxiety, emotion regulation, and psychopathology. Ann N Y Acad Sci. 1008: 189-200, 2003

34) Maletzky B, McFarland B, Burt A: Refractory obsessive compulsive disorder and ECT. Convuls Ther. 10 (1): 34-42, 1994

35) Boggio PS, Rocha M, Oliveira MO, et al: Noninvasive brain stimulation with high-frequency and low-intensity repetitive transcranial magnetic stimulation treatment for posttraumatic stress disorder. J Clin Psychiatry. 2009 Dec 29. [Epub ahead of print]

36) Isogawa K, Fujiki M, Akiyoshi J, et al: Anxiety induced by repetitive transcranial magnetic stimulation is suppressed by chronic treatment of paroxetine in rats. Pharmacopsychiatry. 36 (1): 7-11. 2003

37) Isogawa K, Fujiki M, Akiyoshi J, et al: Anxiolytic suppression of repetitive transcranial magnetic stimulation-induced anxiety in the rats. Prog Neuropsychopharmacol Biol Psychiatry. 29 (5): 664-668, 2005

38) Isogawa K, Akiyoshi J, Kodama K, et al: Anxiolytic effect of hepatocyte growth factor infused into rat brain. Neuropsychobiology. 51 (1): 34-38, 2005

4. 不安の心理的メカニズム

河野　伸子

　不安の感覚は，わたし達誰しもが一度は味わってきた感覚，感情状態であろう．不安は，人間が人間であることの条件とも言われるほどの大きなテーマであり，文学的にも哲学的にも多くの表現が試みられてきた．
　ここでは，不安の心理学的メカニズムを理論化し，治療論にまで発展させたものとして，精神分析理論，行動理論（学習理論），森田理論の3理論を挙げて説明をする．

精神分析から見た不安のメカニズム

　精神分析を創始したフロイトは，不安は危険に対応する準備としている．そして，不安を現実不安と神経症的不安として分類・記述した．現実不安は，理屈にあった理解しやすい不安であり，誰もが日常もつ不安であり，対処できれば無くなるような不安である．それに対し，神経症性不安として，第1に，自由に漂う不安（予期不安，不安神経症の不安），第2に，ある種の対象や状況と結びついた不安（恐怖症の不安），第3に，差し迫った危険との関連が見失われている不安（ヒステリー性症状の際に随伴するなど）を挙げた[1]．また，フロイトは，心の構造をエス，自我，超自我の3つに分け，葛藤を無意識の心の機制で説明し，不安の問題を軸に症状形成や防衛機制などのメカニズムを精緻化した．不安は，無意識の性的あるいは攻撃的願望（エス）と，超自我あるいは外的現実に対応した自我の精神的葛藤の際に生じる．この不安に反応して自我は，受け入れがたい思考や感情から自我を守るために防衛機制を働かせる．この防衛機制が過剰になること，抑えられた欲求や感情が別の形で活動しようとすることが，不合理な行動，動機の不明な行動，症状を生み出すとしている．防衛機制の主なものは抑圧であり，ヒステリーには，抑圧が，恐怖症は，抑圧に加えておきかえが，強迫神経症は，抑圧に加えて取消と分離が見られるとしている[2]．

フロイトの不安の理論は，その後，より対人関係論的な要素が加わり修正されている．不安はライフサイクルにおけるさまざまな局面で見られるが，人生初期の重要人物との関係が取り入れられた．例として，メラニークラインは，人生初期の段階では，自分自身がばらばらになり，絶滅してしまうという根源的な不安を体験しており，その不安に対処するために，よいものと悪いものを分裂させ，悪いものを攻撃する衝動を外界に投影し，自分が迫害されているという不安を感じること，少し進んだ段階では，よいものと悪いものが1つの対象であることがわかるが，それゆえに攻撃衝動が愛する者を傷つけてしまうのではないかという不安が生じるとした[3]．

精神分析的な理解に基づく治療の目標は，不安を取り除くことではなく，治療者とのやり取りを通じて，不安への耐性を強めること，すなわち不安を体験し，不安の原因となった基底にある葛藤を意識化していく能力を育むことにある．

行動理論（学習理論）から見た不安のメカニズム

行動理論（学習理論）は，客観的に直接観察できる行動を研究の対象とし，異常行動は，人間の他の行動と同様に学習の結果であるとの仮説に立つ．

学習には，大きく分けて，古典的（レスポンデント）条件付け，オペラント条件付け，社会学習理論の3つがある．

古典的条件付けは，特徴のない刺激（Conditioned Stimulus: CS）と反応を引き起こす刺激（Unconditioned Stimulus: US）の組合せが繰り返されることによって，最終的に特徴のない刺激が反応を引き起こすようになることである．例えば，白ねずみを恐れることのなかった子どもに，白ねずみに触れる（CS）と大きな音を立てて驚かす（US）実験をしたところ，白ねずみを見ただけでひどく怖がるようになった[4]．これは，古典的条件付けと恐怖症との関連が示唆される実験である．古典的条件付けは，不安な状況に段階的に接近し，その時に弛緩状態を作り出すことで，状況によって誘発された不適応な不安を克服していく系統的脱感作法，不安な状況を作り出し，そこから逃げないことによって，危険な結果が生じない

ことを学習することで不安を克服する段階的エクスポージャーやフラディング法などの治療法に発展している.

オペラント行動とは,意図的・自発的な行動のことである.オペラント条件付けは,反応とその結果の関係性に注目する.例えば,ネズミがたまたまボタンを押した行動に対し餌を与える(強化)と,ネズミはボタンを押す回数が増える.したがって,ある行動が頻繁に起こるのかを知るためには,先行刺激(Antecedent: A)とその行動(Behavior: B)に伴う結果(Consequence: C)を分析すればわかることになる.このようにAとBとCの随伴性を調べることを行動分析という.望ましい行動に対して報酬を与えることで望ましい行動を形成していくトークン・エコノミー法や,不適応行動を維持させている結果を減らし望ましい行動を強化することで,より適応的な行動に変容させていく行動修正法などの治療法に発展している.

社会学習理論は,直接的な行動だけでなく生体内の諸要因を想定し,それらを介しながら行動を予測し説明しようとする.行動は認知と環境要因の間の相互作用によって生じるとされ,他人の行動を観察することによってさまざまな行動や感情に変化が見られる過程を観察学習またはモデリングという.例えば,犬恐怖の少年に犬を恐れない者が犬と遊んでいる様子をモデルとして見せることにより,その少年の犬恐怖を除去した実験がある[5].これはモデリングを用いた介入である.

このように認知的要因が重視されるような流れの中で,大脳生理学や認知心理学の発展もあり,認知療法が登場するようになった.認知療法は,人間が自分の周辺の世界をどのようにみるか,どう構造づけるかという認知によって,感情や行動が影響を受けると言う立場であり,認知的構成が歪んでいたり,機能異常をおこしていると,不安を感じたり,抑うつ的になると考える.例えば,不安障害の患者は,与えられた状況下の危険あるいは危害の程度を過大評価したり,自分の心身の健康が脅威に晒されていると知った場合,その脅威に対処する自身の能力を過小評価したりする傾向があり,この場合に,パニック障害の患者は,動悸,頻脈,浮動感のような説明できない生理的感覚,自己制御力の喪失や死の恐怖を覚える.認知療法では,症状に至る認知,感情,行動の悪循環のプロセスを変えることによって,症状改善や障害の修正を目指していくものである.

森田機制から見た不安のメカニズム

　森田正馬は，フロイトと同時期に別の角度から神経症理論を構築し，独自の治療法を築いた．神経症にかかる人は，生得性の「ヒポコンドリー性基調」という素質があるという．ヒポコンドリー性基調は，自己内省が強く，自己の身体的精神的不快や異常，病的感覚に微細に気がつき，憂慮する傾向のことであり，よりよく生きたいという欲望と表裏の関係であり，「人間の本性たる生存欲の現われ」とみなされた．ヒポコンドリー性基調は，遺伝によるところが大きいが，幼・小児期の親や教師らの養育態度によっても大きく影響を受けるとされる．また，症状発生の条件として「精神交互作用」を挙げた．これは，ある感覚に注意が向くとその感覚は一層強まり，その結果さらに注意が向けられるという，感覚と注意の悪循環のことである．よりよく生きるために，こうあるべきと望むことと，その結果である心的事実とが反する時，苦悩し煩悶し，注意がちょっとした異常感覚へ向けられて，精神交互作用が働き，とらわれが生じ，神経症が発症するというメカニズムである．

　森田は，その治療にあたって，「ヒポコンドリー性基調」の鍛錬療法と「精神交互作用」の除去療法を挙げている．死を恐れ，病を恐れることは人間の本来性であるとし，さまざまな感情は，「あるがまま」になりきるか，よく観察し，叙述し，批判しようと試みることであると述べている．また，日常生活における必要なこと（読書，仕事，談話など）を行うことを重視し，自分の状態ばかりに注意が向く悪循環（精神交互作用）を断ち切ることをめざしている[6]．

文献

1) フロイト著：（懸田克躬, 高橋義孝訳）「フロイト著作集1精神分析入門正・続」人文書院. 1971
2) フロイト著：（井村恒郎, 小此木啓吾訳）「フロイト著作集6自我論・不安本能論」人文書院. 1970
3) メラニー・クライン著：（小此木啓吾, 岩崎徹也責任編訳）「メラニー・クライン著作集4妄想的・分裂的世界」誠信書房. 1985
4) Watson JB & Rayner R: Conditioned emotional reactions. Journal of Ex-

perimental Psychology, 3, 1-14, 1920
5) Bandura A & Menlove FL: Factors determining vicarious extinction of avoidance behavior through symbolic modeling. Journal of Personality and Social Psychology, 8, 99-108, 1968
6) 森田正馬著:「神経質の本態及び療法」,新樹会. 1974

5. 不安障害の診断の仕方

稲吉　條太郎

　不安障害の診断の基本としては，動悸・発汗・冷汗・息切れ・胸部の不快感などの不安発作があると精神疾患よりも心筋梗塞などの心臓疾患や呼吸器疾患をまず考えやすい．この時，重要なことは心筋梗塞や肺炎などの命に関わる重要な疾患を見落とさないことである．そのためには，しっかりとした身体疾患の鑑別が重要となる．たとえ身体科の医師が身体疾患の可能性について否定的であっても，必ず身体診察や血液検査で身体疾患を除外すべきである．時に不整脈と不安発作が連動することもあるので，精神科医は，身体疾患をみる機会はそれほど多くない．高血圧・糖尿病・不整脈と遭遇する機会は多く，精神疾患と併せて治療する機会も多い．しかし急性疾患である心筋梗塞や狭心症をみる機会は限られている．そのために，これらの疾患を可能な限り専門医に診察してもらうことである．ただ専門医がすぐ診れないとき，どう対応すべきかを考えることも重要である．

　また不安はさまざまな精神疾患においてよく認められる症状である．そのため不安障害以外のうつ病・躁病・統合失調症などにおける不安症状に留意する必要がある．不安障害でもその特性についての詳細聞き取りによる家族歴・既往歴・生活歴・現病歴を知ることは正確な診断とつながり，結果的に有効な治療法の選択と予後の改善を導くことになる．

　不安障害では，まず念頭に7つの疾患を考慮すべきである．すなわちパニック障害，空間恐怖症，全般性不安障害，社交不安障害，特定恐怖症，強迫性障害，PTSDなどである．これらの疾患の特性を十分把握して鑑別を行う必要がある．また精神疾患では2～4つの疾患を同時に罹患していることが多い．このため合併した疾患は内科・外科領域では合併症と言わずに併存症（comorbidity）と呼ぶ．この概念はDSM-Ⅳ-TRでは「精神障害同士の併存」という概念が提唱され，「うつ病か不安障害」という従来の考え方から，「大うつ病性障害に不安障害が併存しているか否か」を検討し，Ⅰ軸に列記するようになった．その背景には併存する精神疾患に

より，予後が影響を受け，治療計画を立てるうえにも大切であると判断されるからである．
　以下の章でそれぞれの不安障害について記述した．

6. パニック障害

稨吉　條太郎

症　例

　Aさんは32歳の公務員である．非常な真面目な性格で仕事は，翌日に残すことなく，その日のうちにやり終えるタイプであった．4月，係長に昇進して責任とともに仕事量が増え，自宅に戻るのが夜中の0時を超えることも多くなった．このため睡眠時間も7時間から5~6時間と短くなっていった．そのため，昼間も眠気と疲れを感じるようになった．6月，通勤列車の中で突然動機，過呼吸，発汗，息切れ，冷感を呈し，恐怖のあまりその場に座り込んでしまった．駅に着くとともに電車の外にでてベンチで上記症状がおさまるのを待ったが，10分経ってもおさまる様子がなかったので駅員に依頼して救急車を呼んでもらい，救急車で総合病院救急部に搬送された．搬送の途中，救急車のなかで上記発作は消失した．救急部では，心電図・胸部レントゲン・血液検査を受けるも異常はなかった．担当の救急部の医師より，「体の病気というより，心の病気でしょう．一度精神科か心療内科を受診してみたらいかがでしょうか」とアドバイスを受けた．その後2回ほど同様のパニック発作をきたしてから，電車に乗ることができなくなった．また人混みが多いスーパーやデパートの地下に行けなくなった．車を運転している時もトンネルの中，渋滞，高速道路の運転が困難となった．飛行機での出張もできなくなった．そのため精神科を受診し，薬物療法や認知行動療法を受けることにした．

診　断

　パニック障害は，パニック発作が約20分以内に終了することである．これ以上長い不安発作は，他の疾患を考える必要がある．またパニック発

作の前にストレスがないこともあるが，多くの場合心理的および身体的ストレスを受けていることが多い．これは治療と関連するが，不安障害においてはストレスの軽減なしに薬物療法・精神療法は効果が限定され完全寛解に至ることは少ないと考えられる．

パニック発作とは？
- ある限定した時間内に［**激しい恐怖感**］や［**不安感**］とともに
- 次のような症状のうち，4つ以上が突然出現し，10分以内にピークに達する状態である．
    1. 心臓がドキドキする．
    2. 冷や汗をかく．
    3. 身体や手足のふるえ．
    4. 呼吸が速くなる，息苦しい．
    5. 息がつまる．
    6. 胸の痛み．
    7. 吐き気，腹部のいやな感じ．
    8. めまい，頭が軽くなる，ふらつき．
    9. 非現実感，自分が自分でない感じ．
    10. 常軌を逸する，狂うという心配．
    11. 死ぬのではないかと恐れる．
    12. シビレやうずき感，寒け，または，ほてり．

パニック障害では，このパニック発作が不意に誘因もなく始まり，強烈な発作のため立っていることができず，救急車で病院にかつぎ込まれたりすることもあるが，発作のピークを過ぎれば1分〜1時間ほどで症状は潮が引くように消え，病院で検査を受けても身体的な異常は何も認められない．

しかし，多くの場合，発作は1回だけでなく，その後も繰り返し起こる．

「パニック発作の中心症状は激しい不安で，呼吸困難やふるえなど身体の異常を感じて二次的に引き起こされる不安はもちろんのこと，体の底から起こってくるような理由のない不安が特徴である．患者さんの言葉を借

表1 DSM-Ⅳの300.01 広場恐怖を伴わないパニック障害の診断基準

A. (1) と (2) の両方を満たす.
　(1) 予期しないパニック発作が繰り返し起こる.
　(2) 少なくとも1回の発作の後1ヵ月間（またはそれ以上），以下のうち1つ（またはそれ以上）が続いていたこと.
　　(a) もっと発作が起こるのではないかという心配の継続
　　(b) 発作またはその結果がもつ意味（例：コントロールを失う，心臓発作を起こす，"気が狂う"）についての心配
　　(c) 発作と関連した行動の大きな変化
B. 広場恐怖が存在しない
C. パニック発作は，物質（例：乱用薬物，投薬）または一般身体疾患（例：甲状腺機能亢進症）の直接的な生理学的作用によるものではない.
D. パニック発作は，以下のような他の精神疾患ではうまく説明されない．例えば，社会恐怖（例：恐れている社会的状況に暴露されて生じる），特定の恐怖症（例：特定の恐怖状況に暴露されて），強迫性障害（例：汚染に対する強迫観念のある人が，ごみや汚物に暴露されて），外傷後ストレス障害（例：強いストレス因子と関連した刺激に反応して），または分離不安障害（例：家を離れたり，または身近な家族から離れたりしたとき）

DSM-Ⅳ-TR 精神疾患の分類と診断の手引［新訂版］（医学書院）より引用

りれば"じっとしていられない""言いようがない""追いかけられる"ような不安である．このような原発的な不安とともにパニック発作を一度経験した患者さんは，また恐ろしい発作が襲ってくるのではないかという「予期不安」と呼ばれる強い不安を持ち続ける」[1]．

　表1にDSM-Ⅳの300.01 広場恐怖を伴わないパニック障害の診断基準，表2にDSM-Ⅳの300.21 広場恐怖を伴うパニック障害の診断基準を示す．
　パニック発作は不安が急激に起こり，患者はこれまでに経験したことのないような恐怖の状態となる．そのため患者は死を覚悟することもある．このような急激な不安は一般的に30分以上続くことは稀である．このため患者が，自分の不安発作は数時間から数日続いたと報告した場合は，パニック発作は否定的である．パニック障害以外の全般性不安障害のような不安障害やうつ病などを考えるべきである．全般性不安障害の不安は，数

表2　DSM-Ⅳ-TR の 300.21 広場恐怖を伴うパニック障害

A. (1) と (2) の両方を満たす
　(1) 予期しないパニック発作が繰り返し起こる．
　(2) 少なくとも1回の発作の後1ヵ月間（またはそれ以上），以下のうち1つ（またはそれ以上）が続いていたこと
　　(a) もっと発作が起こるのではないかという心配の継続
　　(b) 発作またはその結果がもつ意味（例：コントロールを失う，心臓発作を起こす，"気が狂う"）についての心配
　　(c) 発作と関連した行動の大きな変化
B. 広場恐怖が存在している．
C. パニック発作は，物質（例：乱用薬物，投薬）または一般身体疾患（例：甲状腺機能亢進症）の直接的な生理学的作用によるものではない．．
D. パニック発作は，以下のような他の精神疾患ではうまく説明されない．例えば，社会恐怖（例：恐れている社会的状況に暴露されて生じる），特定の恐怖症（例：特定の恐怖状況に暴露されて），強迫性障害（例：汚染に対する強迫観念のある人が，ごみや汚物に暴露されて），外傷後ストレス障害（例：強いストレス因子と関連した刺激に反応して），または分離不安障害（例：家を離れたり，または身近な家族から離れたりしたとき）

DSM-Ⅳ-TR 精神疾患の分類と診断の手引［新訂版］（医学書院）より引用

時間から数週間長い時は数年続く不安であり，急激に起こるというより慢性的な不安といえる．またうつ病では，約30％が不安障害を併発するといわれている．パニック発作と不安症状を区別することは診断とともに治療においても重要である．また1回きりのパニック発作でパニック障害を診断することは大変難しい．パニック障害と診断するためには，少なくとも1ヵ月間に4回以上のパニック発作の確認が必要である．全般性不安障害などの不安障害やうつ病患者でもパニック発作類似の症状を訴えることも多いので，患者からの詳細な病歴の聞き取りが重要になってくる．

病　因

　パニック障害は遺伝的要因と環境的要因の相互作用によって発症すると

6. パニック障害

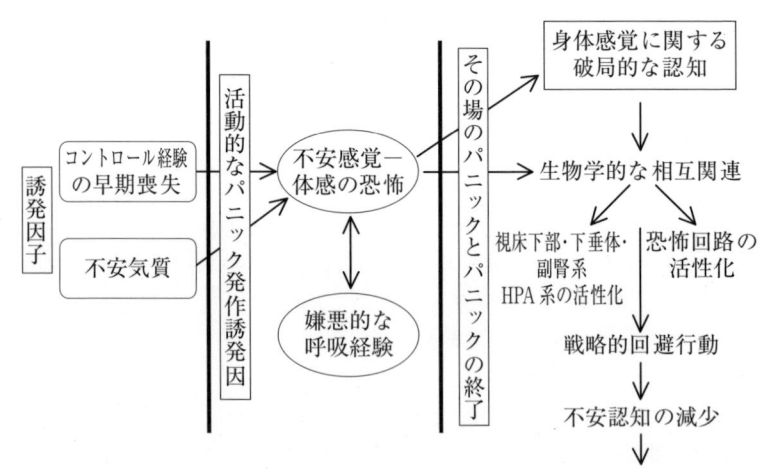

図3 経験的に支持された要素からなる因果モデル（Fava & Morton, 2009）

考えられている．遺伝要因については多くの研究がなされているが，決定的なものは現時点では明らかになっていない．ただパニック障害には性差があり，女性の方が男性と比べて多く人種差もあるといわれている．またパニック障害に関与する遺伝子は，不安に関するパーソナリティ遺伝子とオーバーラップしている．すなわちパーソナリティと不安障害との関連が指摘されている[2-5]．脳血流検査として単光子放出コンピュータ断層撮影（SPECT）が行われているがパニック障害では，前頭葉・側頭葉・大脳基底核の血流低下が指摘されている．我々はすでに近赤外線分光法（NIRS）においてパニック障害患者の前頭葉の機能低下を報告している[6]．前頭葉の機能低下は，不安の中核的な役割を果たしている扁桃体における前頭葉の抑制機能低下と関連している可能性がある．

最近，FavaとMorton[7]はパニック障害の病因説明として学習理論・認知理論・生物学的理論・精神力動学的理論を総合して新しいモデルを提唱している．このモデルは，誘発因子としての初期の有害なライフイベントやトラウマを強調している．特に両親との不和や愛着問題，運動・飲酒・喫煙に関連した特殊な生活スタイルの選択との関連も指摘している．低い自己効力感などの気質は，それが覚醒を高める原因となり後にパニック回路誘発の引き金となる．そして彼らはパニックにいたる特別な誘因の必要

性を強調している．すなわち内的因子として全般性不安障害，外的因子として状況によって引き起こされる外傷体験の記憶などである．またこのモデルは恐怖のネットワークへの認知入力減少に関与する生物学的および認知的な要因の調整についても説明している．さまざまな理論の集大成的なモデルであり，各理論の類似性と差違にも着目している．その差違としては，パニックに対する誘発因子や感受性の違いやパニック発作を誘発する状況の違いをあげている．今後，このモデルの妥当性を検討する必要がある．

治　療

　薬物療法と精神療法が現在パニック障害の治療法として用いられている．治療は2段階で行われる．第1段階では，パニック発作の頻度を減らし，その重症度を軽減することである．そのため始めに薬物療法が使用される．すなわち，高力価の抗不安薬であるベンゾジアピンの処方が優先される．その例として，アルプラゾラム（コンスタン，ソラナックス），ロラゼパム（ワイパックス），クロナゼパム（リボトリール，ランドセン）などがある．抗不安薬は，服薬後約1時間で効果を示すことが最初に抗不安薬が使用される理由である．すなわち効果発現が速いため，パニック発作の恐怖で混乱している患者にとっては大変メリットが大きい．そのため抗不安薬の効果を24時間にわたって維持する目的で，作用時間の短い抗不安薬を1日3-4回に分けて服用する．副作用として留意すべきことは鎮静効果があり，集中力を欠き眠気をきたすことがある．上記の抗不安薬と比較して作用時間が24時間以上あるロフラゼプ酸エチル（メイラックス）が処方されることがある．常用量だと時に昼間の眠気と倦怠感をきたすことがあるので，0.5〜0.25錠を服用することが多い．パニック発作のため救急病院に搬送された患者が，病院に着く頃に症状が消失するのは，病院という環境要因効果よりもむしろパニック発作の持続時間に関係すると考える．しかし抗不安薬の長期投与は多くの問題がある．特に抗不安薬の「依存性」を常に考慮する必要がある．パニック発作が数年以上にわたって完全に消失しているにも関わらず，抗不安薬を中止できない患者がいる．彼らにとって二度とパニック発作のような怖くて嫌な体験はできるだ

け避けたい気持ちが強いので，医師が抗うつ薬への変更を提案しても頑として抗不安薬の中断や変更を拒否することがある．よって抗不安薬は，1ヵ月以上の投与は控えることが望ましい．どうしても必要な時は，定期的に使用するのではなくて，起こりそうな時（予期不安）または起こった時に使用する「屯用」という形で服用すべきである．抗不安薬は睡眠薬と同じ仲間であるが，睡眠薬のように長期使用にて耐性が生まれ効果が減弱することは少ない．ただ薬物乱用の危険性は常に留意する必要がある[8]．

さらに抗不安薬を使用しない方法として，三環系抗うつ薬や新世代といわれる選択的セロトニン再取り込み阻害薬（SSRI），選択的セロトニン・ノルアドレナリン再取り込み阻害薬（SNRI），ノルアドレナリン作動薬・特異的セロトニン作動性抗うつ薬（NaSSA）の使用が勧められる．最近では従来の三環系抗うつ薬と比較して副作用が少ないSSRI，NaSSAが多く使用されている．現在SSRIとしては，フルボキサミン（デプロメール，ルボックス），パロキセチン（パキシル），セルトラリン（ジェイゾロフト）があり，SNRIとしてはミルナシプラン（トレドミン），デュロキセチン（サインバルタ）があり，NaSSAとしてはミルタザピン（レメロン，リフレックス）がある．三環系抗うつ薬としては，イミプラミン（トフラニール），クロミプラミン（アナフラニール），アモキサピン（アモキサン）などがある．抗うつ薬は，依存性や耐性の問題がないところが推奨する理由であるが，欠点として抗不安効果発現までに1〜2ヵ月かかることである．このため効果発現までやむを得ず抗不安薬を使用することになる．

第2段階として，パニック障害患者はパニック発作がないが予期不安や空間恐怖を伴うようになる．予期不安では，パニック発作を何度も経験すると次第に事前にパニック発作が起こる予兆を感じとれるようになる．また空間恐怖があると患者は，人混みや車の渋滞やトンネルの通過を回避することや電車や飛行機に乗れなくなる．これらの解決に使用される精神療法が行動療法のひとつである暴露療法である．暴露療法とは，パニック発作などで起こる回避行動は日常生活に多くの障害をもたらすため，この回避行動を軽減または消失させることが目標である．このため薬物療法でパニック発作が改善した患者に対して，自分の行動を制限している状況に敢えて行ってもらい，その場に慣れてもらうことである．この際，患者にと

ってはパニック発作を起こす場所に行くことは恐怖そのものであるが，自分を鼓舞して行ってもらう．すなわち，Fight or Flight（戦うか逃げるか）である．患者が治療を行うことは Fight となる．この際，不安が非常に強い時は，30分前に抗不安薬を服用してもらい，苦手な場所に行くことに立ち向かってもらう．基本的には随行者なしで立ち向かうことが勧められる．随行者がいるとどうしてもその人物に依存してしまい，思うような効果が得られないことはよく経験する．また苦手とする場所には少なくとも60分は滞在することが重要である．行動療法がうまくいくかいかないかは，患者の動機づけと周りのサポートにかかっている．実践的には苦手な場所に不安の程度にランクをつけ，不安階層表を作成し不安が軽い場所から順次難易度を上げていくことが重要である．

薬物療法をいつまで続けるかの見極めは難しい．患者によっては6ヵ月で薬を中止する場合もあるし，患者によっては数年服薬することもある．薬物の投与量を減量する中でパニック発作の出現や空間恐怖の再燃を把握することが重要となる．

文献

1) 貝谷久宣：脳内不安物質．講談社，1997．
2) Mizuta N, Akiyoshi J, Sato A, et al: Setoronin receptor 3A (HTR3A) gene is associated with personality traits, but not panic disorder. Psychiatric Genetics 18: 44, 2008.
3) Ishii T, Akiyoshi J, Hanada H, et al: Association between the Obestatin and BDNF gene polymorphism and panic disorder. Psychiatric genetics 19: 159, 2009.
4) Na HR, Kang EH, Lee JH, et al: The genetic basis of panic disorder. J Korean Med Sci 26: 701-710, 2011.
5) Nakashima K, Akiyoshi J, Hatano K, et al: Ghrelin gene polymorphism is associated with depression, but not panic disorder. Psychiatric Genetics 18: 257, 2008.
6) Morinaga K, Akiyoshi J, Matsushita H, et al: Anticipatory anxiety-induced changes in human lateral prefrontal cortex activity. Biol Psychol 2007 74: 34-38, 2007.

7) Fava L, Morton J: Causal modeling of panic disorder theories. Clinical Psychology Review 29: 623-637, 2009.
8) 児玉健介,穐吉條太郎:「抗不安薬」BZP系抗不安薬とSSRIsの特徴と使い方,最新精神医学 14 (6): 527-531, 2009.
9) 津留壽船,穐吉條太郎:不安障害とうつ,脳とこころのプライマリケア: 181-191, 2010. シナジー,東京.

7. 恐怖症

五十川　浩一

症例

　A氏は優秀な会社員であった．入社して数年は近くの事務所で仕事をすることが主で特に問題はなかった．課長に昇進してから，東京などへ頻繁に出張するようになった．もともと飛行機に乗るのは嫌いであったが，飛行機に乗る頻度が増えてきてから次第に飛行機に乗ることが怖くなっていった．確率は低いとはわかっていても，飛行機が落ちてしまうことを思わず考えてしまい，飛行中は動悸をおぼえ，汗をびっしょりかくようになった．飛行機で出張の日は，朝から吐き気と頭痛も感じるようになり，ついに出勤できなくなり精神科病院を受診した．

診　断

　特定の動物（猫，犬，へび，ゴキブリ，蜘蛛など），自然環境（嵐，雷など），高所，暗闇，乗り物（車，飛行機など），水，火，閉所，不潔，尖端，男性，女性，他人（見知らぬ人など），公衆便所の使用，特定の食物の摂取，血液，注射，怪我，病気，死などのように，きわめて特異な状況に限定してみられる不安障害である．その状況に接するとパニック発作を呈することもある．通常小児期あるいは成人早期に生じる．DSM-Ⅳ-TR診断では300.29特定の恐怖症，ICD-10診断ではF40.2特定の（個別的）恐怖症に当てはまる．表3にDSM-Ⅳ-TRの300.29特定の恐怖症の診断基準を示す．

　特定の恐怖症は社交不安障害よりも発生率は高い．男女比は1：2である．アメリカ合衆国での6ヵ月有病率は5〜10％，生涯有病率は10〜11.3％と報告されている．恐怖の対象となる頻度の高いものは，動物，嵐，高所，病気，怪我，死などである．

7. 恐怖症

表3 DSM-Ⅳ-TR の 300.29 特定の恐怖症の診断基準

A.	ある特定の対象または状況（飛行機，高所など）の存在または予期をきっかけに生じた，強くて持続的な恐怖で，過剰または不合理なものである．
B.	恐怖刺激に暴露されると，ほとんどの場合，ただちに不安反応が誘発され，それは状況依存性または状況誘発性のパニック発作の形をとることがある．
C.	その人は，恐怖が過剰であること，または不合理であることを認識している．
D.	その恐怖状況は回避されているが，そうでなければ，強い不安または苦痛を伴い耐え忍ばれている．
E.	回避，不安を伴う予期，または恐怖状況の中での苦痛のために，その人の正常な毎日の生活習慣，職業上の機能，または社会活動や他者との関係が障害されており，またはその恐怖症があるために著しい苦痛を感じている．
F.	18歳未満の場合，持続期間は少なくとも6ヵ月である．
G.	特定の対象または状況による不安，パニック発作，または恐怖症の回避は，以下のような他の精神疾患ではうまく説明されない． 　例えば，強迫性障害，外傷後ストレス障害，または分離不安障害，社会恐怖，広場恐怖を伴うパニック発作，またはパニック障害の既往歴のない広場恐怖

DSM-Ⅳ-TR 精神疾患の分類と診断の手引［新訂版］（医学書院）より引用

　恐怖症の診断にあたり DSM-Ⅳ-TR 診断での鑑別診断について述べる．恐怖症は必ず，恐怖の対象がある．それに伴ってパニック発作が生じる場合でも特定の恐怖症の診断となる．恐怖の対象が現在目の前にないにもかかわらずパニック発作を起こす場合はパニック障害の診断を考える．人の前で注視を浴びる状況に対して恐怖を覚える恐怖症の場合は社交恐怖（社交不安障害）となる．パニック発作はなく，不安・恐怖の対象が多岐にわたり，不安・恐怖を抱く日が，抱かない日よりも多い場合は全般性不安障害の診断を考える．強迫観念・強迫行為に伴う恐怖は強迫性障害の診断を考慮に入れる．危うく死ぬまたは重症を負うような出来事後にそれに関わ

る恐怖の症状がある場合はPTSDもしくは急性ストレス障害の診断を考える．一般身体疾患（たとえば褐色細胞腫など）により誘発されている恐怖は一般身体疾患による不安障害，物質誘発性（たとえばアンフェタミンなど）による恐怖は物質誘発性不安障害を考慮する．ある特定の病気にかかるのではないかと恐怖を覚えている場合は恐怖症の診断を考えるが，何か病気があるのではないかと恐怖を感じ，ひとつの病気に特定できない場合は心気症を考慮する．特定の対象に対する恐怖が，過剰であることや不合理であることを認識してなく，妄想と判断される場合は，統合失調症，妄想性障害，妄想性人格障害などを考慮する．恐怖症の経過中に大うつ病性障害が生じることや，大うつ病性障害の経過中に恐怖症が生じる場合，併存診断（comorbidity）を考慮する．また，他の不安障害との併存診断も可能である．特定の恐怖症における併存診断は，50～80％あり，よくみられる併存診断は不安障害，気分障害，物質関連障害である．

病　因

　五感を通じて恐怖の対象は認識される．たとえば視覚で蛇の姿を捉えた場合，目を通してその刺激が視床を経由し，視覚野へ伝えられる．視覚野で蛇の形をはっきりと捉え，その情報は扁桃体外側核に伝えられる．扁桃体外側核では，蛇の姿の情報を伝えた神経と嫌悪の神経がシナプスを介して接続している．このとき，蛇の姿の情報を伝えた神経とシナプス後にある嫌悪の神経との神経伝達が促進されていれば，蛇は嫌悪なものであることを判断することとなる．神経伝達が促進されていなければ恐怖の度合いは低い．嫌悪であると判断されると扁桃体外側核から扁桃体中心核へ情報が送られ扁桃体中心核が活性化される．その出力は，中脳中心灰白質，視床下部外側部，視床下部室傍核，顔面神経などに到達する．中脳中心灰白質はすくみ行動を，視床下部外側部は血圧の上昇等を，視床下部室傍核は視床下部－下垂体－副腎系（hypothalamic-pituitary-adrenal axis: HPA axis）の活性化を，三叉神経や顔面神経は恐怖の表情を引き起こす[1]．恐怖症の場合，扁桃体外側核で恐怖の対象に対する神経伝達が促進されているため，過剰な反応を引き起こしていると考えられる．

　神経伝達の促進はどのようにして起こるのであろうか．これは他の記憶

7. 恐怖症

のメカニズムと同じように神経の可塑性によって引き起こされていると考えられている．つまり，シナプス前の刺激が，強くまたは持続的にシナプス後神経に伝わると，NMDA 受容体を介して，持続的な興奮性シナプス後電位を示す長期増強（long-term potentiation: LTP）を引き起こし，神経のシナプス応答性を上げる結果，その神経伝達が容易になり，情動記憶が形成されるのではないかという考えである．

　恐怖症の成因のひとつに直接的な恐怖体験がある．つまり，過去に特定の対象や状況下で，嫌な思いや強い恐怖を感じたため，その後もずっとその対象や状況に恐怖を覚える場合である．例えば，子供の時に犬に噛まれて以来，小さい犬でも怖くてそばに寄れない，川で溺れてから，水が怖くてプールに入れないなどである．また，ある状況下でたまたまパニック発作を引き起こしたことが契機で，その状況下のさまざまな対象に対して恐怖症を生じることがある．車の運転中にパニック発作を起こしたので車が怖い，高い場所でパニック発作を起こしたので高いところが怖い，暑い日にパニック発作を起こしたので暑い気温が怖い，ガムをかんでいるときにパニック発作を起こしたのでガムが怖いなどである．人の言動を観察することによりその恐怖を学習し，恐怖症を生じる場合もある．たとえば，親が，極度に虫を嫌う姿を見ていて，子供も虫を怖くなる場合などである．兄弟，先生，身近な大人なども影響を与える．さまざまな模倣によって人の習慣や行動は形作られるが，恐怖も模倣してしまう場合である．他人の言葉などの情報で何度も繰り返すことで恐怖症が形作られることもある．たとえば，洪水での悲惨な話を何度も聞かされることによって洪水に対する恐怖症が形成される場合などである．

　直接的な恐怖体験，パニック発作の状況，親などの言動の観察，繰り返される他人の情報伝達など，いずれにしても恐怖の学習が行われることにより，扁桃体外側核における恐怖対象に関係する神経のシナプス応答性が高まることによって，引き起こされると考えられる．もちろん，恐怖症発症の生まれつきの脆弱性は人によって異なる．特に，血液・注射・怪我などの医学的処置に関する恐怖症とトンネル・飛行・エレベーターなど特定の状況に対する恐怖症は家族内発生の多さが知られており，遺伝的要素が疑われている．

　生得的要素と獲得的要素が相俟って恐怖症は発症すると考えられる．

治　療

　治療にあたってまず情動記憶の固定，再固定，消去について述べる．情動記憶が長期記憶となる場合は，扁桃体外側核の中で，関係する細胞の核を介して蛋白合成が行われ，神経の形態的機能的変化を引き起こしているのではないかと考えられている．これを情動記憶の固定と呼ぶ．これにより，次回恐怖対象の刺激が扁桃体外側核まで到達した場合，シナプス応答性の増した，シナプス後の嫌悪を引き起こす神経の活性化をたやすく引き起こす．この度合いが強いことが恐怖症の病態のひとつと考えられる．また，再度同様の刺激が生じたとき，その情動記憶はいったん不安定となり再び記憶の固定化が行われる．これを情動記憶の再固定と呼ぶ．情動記憶は再度刺激が生じてから再固定まで不安定になるのでそのときの操作が治療チャンスとなる．また，同じ刺激を続けていき安全であることが続くと嫌悪の情動記憶が弱まってくる．これを情動記憶の消去と呼ぶ．

　恐怖症の治療で一番有効であるのが行動療法（暴露療法）である．まずは十分に患者をリラックスさせ，恐怖の対象に暴露させる．そして，安全であることを経験させる．暴露後すぐに，その時の感情を治療者とともに話し合い言語化する．そして，どのようにすればそのときリラックスできるか患者と治療者が一緒に探るのである．筋弛緩法，呼吸法，薬物の使用もリラックスできる方法に含まれる．これにより情動記憶の消去を行うのである．消去の過程には前頭前野の活動が必要と考えられている．扁桃体には前頭前野から多くの抑制性の入力があり，前頭前野は，恐怖・不安時の扁桃体の興奮を抑制する働きを有すると考えられている．言語化し，意図的にリラックスする方法を探るのは理にかなっている．暴露療法には，いきなり最強度の刺激を与えるフラディング法（flooding）と弱い刺激から順次強い刺激を与えていく段階的エキスポージャー法（graded exposure）に分かれる．効果は同程度と考えられている．患者と話し合いながら決定していくことが大事である．暴露の方法は対象そのものでもよいし，イメージさせてもよい．もしも，暴露後に，安全である体験ができなかった場合や，リラックスできない場合は，結果として恐怖体験を繰り返すこととなり，その恐怖は強化されることとなる．治療者はそのことを十分に理解して治療に望まなければならない．

7. 恐怖症

　実際の臨床の場において，成人の恐怖症の場合，自らよく症状を訴える．まずはそれを傾聴し，同時に治療者と患者の良好な信頼関係を作ることが大切である．そして，患者の陳述から恐怖の対象を明確にする．対象が曖昧であると治療も曖昧となる．その上で，フラディング法と段階的エキスポージャー法を説明し，暴露の方法を患者とともに考える．患者が納得できずに治療を始めると患者の治療意欲が低くうまくいかない．段階的エキスポージャー法のほうが導入しやすい．また，段階を上げるときは患者と十分に協議をして決定していく．1回の暴露が終わった後，すぐに患者の気持ちを言語化し治療者に話してもらう．十分に傾聴した後，どのような方法を取ると気持ちが早くリラックスできるか話し合う．筋弛緩法，呼吸法，薬物の使用も考慮に入れる．筋弛緩法とは，筋肉をあえて強く緊張させて一気に力を抜く方法である．たとえば，両肩をすぼめるように力を入れて急に力を抜くなどの方法である．呼吸法とは，たとえばやや口を開け，腹部が大きくなるようにして自然に息を吸い，胸部と腹部が同時に小さくなるイメージでゆっくりと吐き出すなどである．リラックスできるのが目的である．それぞれ個人によってリラックスできる方法は違う．患者に合わせて探ることが大切である．

　薬物療法について述べる．選択的セロトニン再取り込み阻害剤（selective serotonin reuptake inhibitor: SSRI）をはじめとする抗うつ薬の慢性投与は他の不安障害と同様に恐怖と回避行動に有効である[2]．ベンゾジアゼピン系薬物とβブロッカーは恐怖対象に暴露したときに，有効である．恐怖対象に暴露したとき，情動記憶は不安定となっておりそのときの操作が再固定に変化をもたらす．情動記憶の消去をより進めるには絶好のチャンスと考えられている．このベンゾジアゼピン系薬物とβブロッカーは慢性的に投与するのではなく恐怖の対象に遭遇するとき頓用として使用することが治療効果を生むと考えられる．

文献
1) 五十川浩一, 稲吉條太郎：不安障害の生物学的基盤―最近の進歩．日本神経精神薬理学雑誌 27：47-52, 2007
2) Benjamin J, Ben-Zion IZ, Karbofsky E, et al: Double-blind placebo-controlled pilot study of paroxetine for specific phobia. Psychopharmacology 149 (2)：194-196, 2000

8. 社交不安障害

五十川　浩一

症例

　A氏は有能な会社員であった．これまではどのプロジェクトでもリーダーをすることはなかったが，遂に自分が新しいプロジェクトのリーダーをする番が回ってきた．A氏はもともと人前で話すのは得意ではなかったが，他の人もやってきているし，自分も大丈夫だと思っていた．スライドを使って上司を含むメンバーにプロジェクトの概要を説明する日がやってきた．十分に準備したつもりであったが，いざ本番になると声を出そうにも何度も言葉に詰まってしまった．一度言葉に詰まりだすと頭の中が真っ白になり何を話していいかわからなくなってしまった．全員が自分を見つめている状況で，何も物事が進まなくなり，A氏は汗をかき，心臓はドキドキし，呼吸促迫となった．長い時間が経過して，上司はこれ以上無理だと判断し，そのプレゼンテーションは中止となった．A氏は非常に責任を感じてしまった．

　それから以降，自分が注目されるような状況となる仕事は受けることができなくなった．親友の結婚式のスピーチはやっとのことで断った．その披露宴で記帳をする時，書いている字を見られていると感じると，手が震えだし，字をまともに書けなかった．社員旅行に行っても，食事中自分の食べている姿が見られていると感じると食べられなくなった．新しい人物と面会することも怖くなり避けるようになった．仕事に支障をきたすようになったため，精神科病院を受診した．

診　断

　日本では英語名の「Social Phobia（Social Anxiety Disorder）」を直訳

した「社会恐怖（社会不安障害）」と呼ばれていたが，「社会恐怖」「社会不安」という言葉には誤解も多いことから，「社交恐怖」「社交不安障害」と日本語表記したほうがよいのではと考えられるようになった．2008年に日本精神神経学会において，「社会恐怖（社会不安障害）」は，「社交恐怖（社交不安障害）」という名称に変更された．

　社交不安障害の基本的特徴は，他人の注視を浴びる社会的状況への顕著で持続的な恐怖である．**表4**にDSM-Ⅳ-TRの300.23　社交恐怖（社交不安障害）の診断基準を示す．ICD-10診断ではF40.1社交恐怖症に当てはまる．

　社交不安障害の診断にあたりDSM-Ⅳ-TR診断での鑑別診断について述べる．社交不安障害は，必ず他人の注視を浴びる社会的状況で，強い不安恐怖を示す．それに伴ってパニック発作が生じる場合でも社交不安障害の診断となる．他人の注視を浴びる社会的状況でないにもかかわらず予期せぬときにパニック発作を生じる場合はパニック障害の診断を考える．社交不安障害とパニック障害の両方の基準がともに満たされる場合は，両方の診断を下してもよい．特定の動物，自然環境，乗り物などで不安恐怖を生じる場合は特定の恐怖症の診断となる．子供において，分離不安障害の場合も社会的状況を避けることがある．しかし，分離不安障害の子供は，家族がいる自宅で他人の注視を浴びる状況は問題ない．全般性不安障害の場合は，自分の行為のできについて過剰に心配しているが，他人の評価を受けない場合でも不安恐怖が起こる．広汎性発達障害やスキゾイドパーソナリティ障害の場合も社会的状況を回避するが，他人との人間関係を持つことに対する興味が欠如している点が社交不安障害と異なる点である．回避性パーソナリティ障害は社交不安障害と共通した特徴を多く持っている．「社交不安障害，全般性」を持つ患者は，回避性パーソナリティ障害の追加診断を考慮すべきである．**表5**にDSM-Ⅳ-TRの301.82　回避性パーソナリティ障害の診断基準を示す．大うつ病性障害，統合失調症などの他の精神疾患でも他人の注視を浴びる状況における不安や回避を生じることがある．その疾患の経過中にのみ起こっており，その疾患で説明できる場合は，社交不安障害の追加診断は下せない．

表4　DSM-Ⅳ-TRの300.23　社交恐怖（社交不安障害）の診断基準

A. よく知らない人達の前で他人の注視を浴びるかもしれない社会的状況または行為をするという状況の1つまたはそれ以上に対する顕著で持続的な恐怖．その人は，自分が恥をかかされたり，恥ずかしい思いをしたりするような形で行動（または不安症状を呈したり）することを恐れる．
   注：子供の場合は，よく知っている人とは年齢相応の社会関係をもつ能力があるという証拠が存在し，その不安が，大人との交流だけでなく，同年代の子供との間でも起こるものでなければならない．
B. 恐怖している社会的状況への暴露によって，ほとんど必ず不安反応が誘発され，それは状況依存症，または状況誘発性のパニック発作の形をとることがある．
   注：子供の場合は，泣く，かんしゃくを起こす，立ちすくむ，またはよく知らない人と交流する状況から遠ざかるという形で，恐怖が表現されることがある．
C. その人は，恐怖が過剰であること，または不合理であることを認識している．
   注：子供の場合，こうした特徴のない場合もある．
D. 恐怖している社会的状況または行為をする状況は回避されているか，またはそうでなければ，強い不安または苦痛を感じながら耐え忍んでいる．
E. 恐怖している社会的状況または行為をする状況の回避，不安を伴う予期，または苦痛のために，その人の正常な毎日の生活習慣，職業上の（学業上の）機能，または社会活動または他者との関係が障害されており，またはその恐怖症があるために著しい苦痛を感じている．
F. 18歳未満の人の場合，持続期間は少なくとも6ヵ月である．
G. その恐怖または回避は，物質（例：乱用薬物，投薬）または一般身体疾患の直接的な生理学的作用によるものではなく，他の精神疾患（例：広場恐怖を伴う，または伴わないパニック障害，分離不安障害，身体醜形障害，広汎性発達障害，またはスキゾイドパーソナリティ障害）ではうまく説明されない．
H. 一般身体疾患または他の精神疾患が存在している場合，基準Aの恐怖はそれに関連がない，例えば，恐怖は，吃音，パーキンソン病の振戦，または神経性無食欲性または神経性大食性の異常な食行動を示すことへの恐怖でもない．

該当すれば特定せよ
全般性　恐怖がほとんどの社会的状況に関連している場合（例：会話を始めたり続けたりすること，小さいグループに参加すること，デートすること，目上の人に話をすること，パーティーに参加すること）
注：回避性パーソナリティ障害の追加診断も考慮すること．

DSM-Ⅳ-TR 精神疾患の分類と診断の手引［新訂版］（医学書院）より引用

表5　DSM-Ⅳ-TR の 301.82　回避性パーソナリティ障害の診断基準

社会的制止や不適切感，否定的評価に対して過敏性の広範な様式であり，成人期早期に始まり種々の状況で明らかになる．以下の4つ以上によって示される．
1. 批判，否認もしくは拒絶に対する恐怖のために，重要な対人接触のある職業的活動を避ける．
2. 好かれていることを確信できなければ，他人と関係を持ちたいと思わない．
3. 恥をかかされることや馬鹿にされることを極端に恐れて，親密な関係の中でも相手に遠慮してしまう．
4. 社会的な状況で，人に批判されることや拒絶されることに心が捕らわれている．
5. 不全感のために，新しい人間関係状況で制止が起こる．
6. 自分は社会的に不適切である，自分には長所がない，または他の人よりも自分が劣っていると思っている．
7. 恥をかくかもしれないという理由で，個人的な危険を冒すことや何か新しい活動を始めることに対して，異常なほど引っ込み思案である．

DSM-Ⅳ-TR 精神疾患の分類と診断の手引［新訂版］（医学書院）より引用

病　因

　注視を浴びる状況で，多くの人は緊張，不安，興奮など変化をきたす場合が多い．その程度は，その人の性格，状況への反応性，その状況の程度，事前の準備，体調などで左右される．しかし，注視を浴びる状況の中で，過剰な不安，興奮で，一度失敗を犯した場合，その後の同じような状

況で影響を与え，過剰な緊張，不安恐怖を感じることを繰り返し，社交不安障害へと発展してしまう場合がある．

　不安恐怖は五感を通じて認識される．社交不安障害に発展していく過程において，注視を浴びている状況を，目を通し，視床を経由して視覚野へ伝えられ，認識される．その情報は扁桃体外側核に伝えられる．扁桃体外側核では注視されている情報を伝えた神経と嫌悪の神経がシナプスを介して接続している．その神経伝達が促進されていると注視されている状況に対して嫌悪の神経が過剰に興奮する．その情報は扁桃体外側核から扁桃体中心核へ伝えられ，扁桃体中心核が活性化される．その出力は，中脳中心灰白質，視床下部外側部，視床下部室傍核，顔面神経などに到達する．中脳中心灰白質はすくみ行動を，視床下部外側部は血圧の上昇を，視床下部室傍核は視床下部－下垂体－副腎系（hypothalamic-pituitary-adrenal axis: HPA axis）の活性化を，三叉神経や顔面神経は恐怖の表情を引き起こす．注視されている状況を実際に目から見て得た情報以外にも，他から得た情報から注視されていることを想像することによって，その神経伝達が扁桃体外側核に伝えられ，同様な反応を生じることも引き起こされていると考えられる．

　神経伝達の促進はどのようにして起こるのであろうか．これは他の記憶のメカニズムと同様に神経の可塑性によって引き起こされていると考えられている．つまり，シナプス前の刺激が，強くまたは持続的にシナプス後神経に伝わると，NMDA受容体を介して，持続的な興奮性シナプス後電位を示す長期増強（long-term potentiation: LTP）を引き起こし，神経のシナプス応答性を上げる結果，その神経伝達が容易になり，情動記憶が形成されるのではないかという考えである．社交不安障害の場合，注視を浴びる状況の刺激に対して，何度も不安恐怖を再体験することによって，扁桃体外側核で過剰なシナプス応答を形成することが，同様の状況下で繰り返し不安恐怖を再体験してしまう理由と考えられる．

治　療

　社交不安障害の患者はパニック障害，広場恐怖，強迫性障害，気分障害，身体表現性障害，物質関連障害，摂食障害などを併存診断（comorbidity）として有している場合も多い．社交不安障害の患者の50～80％は少なくともひとつの併存診断を有する．うつ病性障害，物質関連障害，特定の恐怖症の併存率は30～40％である．とくに社交不安障害の診断で「全般性」の特定される割合は高く，より機能障害が大きく，併存診断を有している場合が多い．薬物治療を開始するにあたり，併存する他の精神障害に対する効果と副作用を考慮して，薬物の選択を行う必要がある．以下に社交不安障害に有効な薬物について解説する．

選択的セロトニン再取り込み阻害剤（selective serotonin reuptake inhibitor: SSRI）は社交不安障害に有効な薬物である．1994年，van Vlietらは二重盲検法にてfluvoxamineのプラセボに対する有意性を示した[1]．sertralineの二重盲検法によるプラセボに対する有意性はvan Ameringenらにより示されている[2]．Paroxetineの有意性もAllgulanderにより示されている[3]．SSRIの治療で治療者側が失敗を起こす最も一般的な原因は，薬物量が不十分もしくは投与期間が短い場合である．臨床効果が現れるのは十分量（fluvoxamineであれば150 mg/dayときに200 mg/day）投与後，少なくとも2～4週後である．社交不安障害の十分な治療効果発現には8週間から3ヵ月かかるとも言われている．半年後までも症状の改善が期待できる．このことを知ることはSSRI治療上最も重要である．

ベンゾジアゼピン系薬物は社交不安障害に有効である．Gelernderらはモノアミンオキシダーゼ阻害薬のphenelzineよりは効果が劣るが，alprazolamは，プラセボより効果的であると示している[4]．Davidsonらは75名の患者を用いて，clonazepamのプラセボに対する有意性を示している[5]．bromazepamもプラセボより有効であることがVersianiらにより確認されている[6]．ベンゾジアゼピン系薬物の欠点である，依存，離脱症状，運動失調，アルコールとの相互作用，乱用の問題から，投与はなるべく最小限に努め，抗うつ薬を主剤とした治療が薦められる．抗うつ薬単独では効果不十分である場合や，治療初期の重篤な状態を速やかに緩和する目的や，不安を生じたときの頓用薬での使用目的ではベンゾジアゼピン系薬物の必要性は高い．できれば抗うつ薬の慢性投与4～6週後，抗うつ薬の効果が十分に認められてから，ベンゾジアゼピン系薬物の使用をゆっくりと取り除くのが理想である．また，アルコール依存症などの物質関連障害の患者や高齢者への使用には特に慎重さが必要である．βブロッカー

もまた頓用薬としての有用性がある．

　抗てんかん薬の gabapentin が社交不安障害に有効である証拠がある．Pande らは gabapentin がプラセボよりも有効であることを示した[7]．抗てんかん薬は忍容性が高く，比較的安全である．

　不可逆的モノアミンオキシダーゼ阻害薬（MAOI）の phenelzine は二重盲検試験でプラセボに比べて有意に効果を示した[8,9]．MAOI の有害作用の頻度は高く，眩暈，頭痛，口渇，不眠など生じやすい．また，不可逆的 MAOI は，チラミンを含む食品との相互作用があり，チーズ，赤ワイン，塩漬けにした魚，熟しすぎた果物，発酵性食品などを避けるべきである．MAOI を使用する場合は，医師は十分にそれらのことを熟知し，服薬者に十分に情報を伝えてから，治療を開始すべきである．MAOI の安易な処方は避けなければならない．

　次に認知行動療法を述べるにあたり，情動記憶の固定，再固定，消去について述べる．情動記憶が長期記憶となる場合は，扁桃体外側核の中で，関係する細胞の核を介して蛋白合成が行われ，神経の形態学的機能的変化を引き起こしているのではないかと考えられている．これを情動記憶の固定と呼ぶ．社交不安障害の場合，他人の注目を浴びる社会的状況が不安・恐怖の対象となって固定化している．これにより次回同様の他人の注目を浴びる社会的状況となるとその刺激が扁桃体外側核まで達した場合，シナプス応答性の増したシナプス後の嫌悪を引き起こす神経の活性化をたやすく引き起こす．他人の注目を浴びる状況でこの反応が強いことが社交不安障害の病態のひとつと考えられる．また，再度同様の刺激が生じたとき，その情動記憶はいったん不安定となり再び記憶の固定化が行われる．これを情動記憶の再固定と呼ぶ．情動記憶は再度刺激が生じてから再固定まで不安定になるのでそのときが治療チャンスである．また，他人の注目を浴びる社会的状況を受けた後，安心して過ごせた経験を繰り返すと嫌悪の情動記憶が弱まってくる．これを情動記憶の消去と呼ぶ．

　社交不安障害の治療で重要な認知行動療法は暴露療法である．まずは十分に患者をリラックスさせる．次に他人の注目を浴びる社会的状況に暴露させる．実際にその状況を作ることもよいし，イメージさせてもよい．そして，心配なかったことを経験させる．その後すぐに，そのときの感情を治療者とともに話し合い言語化させる．そして，どのようにすればリラッ

クスできるか患者と治療者が一緒に探るのである．筋弛緩法，呼吸法，薬物の使用もリラックスできる方法に含まれる．これにより情動記憶の消去を行うのである．消去の過程には前頭前野の活動が必要と考えられている．扁桃体には前頭前野から多くの抑制性の入力があり，前頭前野は，恐怖・不安時の扁桃体の興奮を抑制する働きを有すると考えられている．言語化し，意図的にリラックスする方法は理にかなっている．もしも，他人の注目を浴びる社会的状況に暴露させた後，安心でき，リラックスできる経験を得られなければ，結果として恐怖体験を繰り返すこととなり，その恐怖は強化されることとなる．治療者はこのことを十分に理解して治療に望まなければならない．「社交不安障害，全般性」の場合，不安・恐怖を自覚する他人の注目を浴びる社会的状況は多岐にわたる．それらをリストアップし，不安・恐怖の弱いものから段階付けを行う（不安階層表）．暴露療法には，いきなり最強度の刺激を与えるフラディング法（flooding）と弱い刺激から順次強い刺激を与えていく段階的エキスポージャー法（graded exposure）に分かれる．効果は同程度と考えられており患者と話し合いながら決定していくことが大切である．リラックスする方法はさまざま試み，本人の得意とする方法を見出していく．筋弛緩法，呼吸法，ベンゾジアゼピン系薬物などの頓用薬物の使用も含まれる．筋弛緩法とは，筋肉をあえて強く緊張させて一気に力を抜く方法である．たとえば，両肩をすぼめるように力を入れて急に力を抜くなどの方法である．呼吸法とは，たとえばやや口を開け，腹部が大きくなるようにして自然に息を吸い，胸部と腹部が同時に小さくなるイメージでゆっくりと吐き出すなどである．リラックスできることが目的である．それぞれ個人によってリラックスできる方法は違う．患者に合わせて探ることが大切である．

文献

1) van Vliet IM, den Boer JA, Westenberg HG: Psychopharmacological treatment of social phobia; a double blind placebo controlled study with fluvoxamine. Psychopharmacology（Berl）15（1-2）: 128-134, 1994
2) Van Ameringen MA, Lane RM, Walker JR, et al: Sertraline treatment of generalized social phobia: a 20-week, double-blind, placebo-controlled study. Am J Psychiatry 158（2）: 275-281, 2001

3) Allgulander C: Paroxetine in social anxiety disorder: a randomized placebo-controlled study. Acta Psychiatr Scand. 100 (3): 193-198, 1999
4) Gelernter CS, Uhde TW, Cimbolic P, et al: Cognitive-behavioral and pharmacological treatments of social phobia. A controlled study. Arch Gen Psychiatry. 48 (10): 938-945, 1991
5) Davidson JR, Potts N, Richichi E, et al: Treatment of social phobia with clonazepam and placebo. J Clin Psychopharmacol. 13 (6): 423-428, 1993
6) Versiani M, Nardi AE, Figueira I, et al: Double-blind placebo controlled trial with bromazepam in social phobia. J. bras Psiq 46: 167-171, 1997
7) Pande AC, Davidson JR, Jefferson JW, et al: Treatment of social phobia with gabapentin: a placebo-controlled study. J Clin Psychopharmacol. 19 (4): 341-348, 1999
8) Versiani M, Nardi AE, Mundim FD, et al: Pharmacotherapy of social phobia. A controlled study with moclobemide and phenelzine. Br J Psychiatry. 161: 353-60, 1992
9) Heimberg RG, Liebowitz MR, Hope DA, et al: Cognitive behavioral group therapy vs phenelzine therapy for social phobia: 12-week outcome. Arch Gen Psychiatry. 55 (12): 1133-41, 1998

9. 強迫性障害

五十川　浩一

症　例

　A氏は活発な女子高生であった．あるとき，トイレの後自分の手が非常に汚れているように感じ，いつもより長く手を洗った．それからトイレに行くたび手を長く洗うようになった．バス通学でつり革がとても汚く感じられ，なるべく触らないようにしていたが，触ったときにはすぐに手を洗いたい衝動に駆られ，学校や自宅に着くと石鹸でごしごしと手を洗った．ドアノブも汚く感じ，なるべく触らないようにして，友人や母親がそばにいるときは開けてもらうようにした．手を洗いすぎたためか，赤くはれ上がってきた．次第に入浴の時間も長くなり，洗う場所の順番を決め，完璧に洗おうとした．順番が少しでも間違うとまたはじめからの順番で洗わないと気がすまなかった．だんだんと入浴時間が長くなり水道代も嵩むようになり父親に怒られてしまった．トイレの回数を減らせば手を洗う回数が減ると考え，飲水量を減らして，トイレに行くのを極力我慢していたら膀胱炎になってしまった．自分でも考えすぎとわかっていたがこれらの行為はやめられなかった．母親に連れられて精神科病院を受診した．

診　断

　強迫性障害の基本的特徴は強迫観念または強迫行為の症状である．それにより1日に1時間以上も時間を取られ，苦痛を生じ，障害を引き起こしている．また，本人はそれを，少なくともある時点では，過剰であると認識し，不合理であることも理解している．表6にDSM-IV-TRの300.3強迫性障害の診断基準を示す．ICD-10診断ではF42強迫性障害［強迫神経症］に当てはまる．

表6　DSM-Ⅳ-TRの300.3　強迫性障害の診断基準

A. 強迫観念または強迫行為のどちらか．
　(1)，(2)，(3)，(4) によって定義される強迫観念
　(1) 反復的，持続的な思考，衝動，または心像であり，それは障害の期間の一時期には，侵入的で不適切なものとして体験されており，著しい不安や苦痛を引き起こすことがある．
　(2) その思考，衝動，心像は，単なる現実生活の問題についての過剰な心配ではない．
　(3) その人は，この思考，衝動，イメージを無視，抑制，何か他の思考または行為によって中和しようと試みる．
　(4) その人は，その強迫的な思考，衝動，心像が（思考吹入のように，外部から強制されたものでなく）自分自身の心の産物であると認識している．
　(1)，(2) によって定義される強迫行為
　(1) 反復行動（例：手を洗う，順番に並べる，確認する），または心の中の行為（例：祈る，数を数える，声を出さずに言葉を繰り返す）があり，その人は強迫観念に反応して，もしくは厳密に適用しなくてはならない規則に従ってそれを行うよう駆り立てられている感じがする．
　(2) その行動や心の中の行為は，苦痛を予防したり，緩和したり，または何か恐ろしい出来事や状況を避けることを目的としている．しかし，この行動や心の中の行為は，それによって中和したり予防したりしようとした物とは現実的関連を持っていないし，または明らかに過剰である．
B. 障害の経過のある時点で，強迫観念または強迫行為が，過剰もしくは不合理であると認識したことがある．（注）これは子供には当てはまらない．
C. 強迫観念または強迫行為により，著しい苦痛があるか，時間の浪費がある（1日1時間以上かかる）か，通常の生活習慣，職業（または学業）機能，または日常の社会活動，他者との人間関係を著明に障害している．
D. 他の第Ⅰ軸の障害が存在している場合，強迫観念または強迫行為の内容がそれに限定されていない（例：摂食障害がある場合の食物へのとらわれ，抜毛癖がある場合の抜毛，身体醜形障害がある場合の外見への心配，物質使用障害がある場合の薬物へのとらわれ，心気症がある場合の重篤な病気にかかっているというとらわれ，性嗜好異常がある場合の性的な

衝動もしくは空想へのとらわれ，大うつ病性障害がある場合の罪悪感の反復的思考）．
E．障害は，物質（例：乱用物質，投薬）または一般の身体疾患による，直接的な生理学的作用のためではない．
＊該当すれば特定せよ：
洞察力が乏しいもの：現在のエピソードのほとんどの期間，強迫観念および強迫行為が，過剰もしくは不合理であることを認識していない人．

DSM-IV-TR 精神疾患の分類と診断の手引［新訂版］（医学書院）より引用

　強迫観念の例としては，症例のような汚染についての反復的思考，「交通事故で誰かを傷つけたのではないか」，「玄関の鍵をかけていなかったのではないか」などの反復的疑念，「ものが乱雑になっている」「非対称になっている」などの正確性や対象性に対する欲求，「自分の子供を傷つける」「わいせつなことを大声で叫ぶ」など攻撃的もしくは卑猥なことなどの反復的侵入的思考．強迫行為はその強迫観念による苦痛を予防し，緩和する目的で行われることが多い．たとえば「手を洗う」「順序を正す」「確認する」などの反復行動，「祈る」「数える」「頭の中で同じ言葉を繰り返す」などの心的行為である．
　強迫性障害の診断にあたり DSM-IV-TR 診断での鑑別診断と併存診断について述べる．他の多くの精神疾患において，反復性または侵入性の思考は起こりうる．その思考内容が，その精神疾患にのみ関連する場合は，強迫性障害とは診断されない．たとえば，特定の恐怖症の恐怖対象に対する反復する嫌悪の思考の場合は強迫性障害の診断を加えることはしない．しかし，その精神疾患に関連しない強迫観念・強迫行為を認める場合は，併存診断として診断してよい．統合失調症で起こる反復する妄想性思考と奇異な常同行為は，それが自我違和的でなく現実検討が加えられていない点において強迫観念・強迫行為とは区別される．しかし，強迫性障害の症状と，統合失調症の症状を併せ持つ患者の場合は両方の診断を下すことができる．強迫性パーソナリティ障害と強迫性障害は同じ「強迫性」という言葉を用いているが，強迫性パーソナリティ障害は強迫観念・強迫行為の存在が特徴ではなく，順序立て，完璧癖，対人関係統制へのとらわれの広汎な様式が見られ，それが成人早期より生じていなければならない点が異

なっている．

　強迫性障害における大うつ病性障害の生涯有病率はおよそ67％であり，社交不安障害の生涯有病率は25％と言われている．全般性不安障害，特定の恐怖症，パニック障害，摂食障害，分離不安障害，アルコール依存，人格障害もよく見られる．Tourette障害の併存率は5〜7％であり，20〜30％にチックの既往がある．逆に，Tourette障害患者における強迫性障害の併存率は35〜50％である

病　因

　機能的脳画像を用いた研究において，症状誘発時に活性化される脳部位として，大脳皮質全体，眼窩前頭皮質，前部帯状回，島皮質，扁桃体，尾状核，被殻，淡蒼球が挙げられている[1]．児童思春期のA群β-溶血性連鎖球菌の感染症でリウマチ熱の後期の症状に舞踏病様運動があり，その70％の患者は強迫性障害の症状を示す．線条体での細胞変性と血管周囲の細胞浸潤が著明で被殻や尾状核での神経細胞への抗体の産生が報告されている[2]．一酸化炭素などの中毒に関連した強迫障害症状の報告では，病変部位は淡蒼球，レンズ核，尾状核である[3]．局所脳損傷の報告では前頭葉摘出例，左側頭葉損傷例，両側尾状核と右被殻の空洞化例，左尾状核および被殻病変例などである．Tourette障害は尾状核におけるドーパミン異常を示す神経精神疾患であり，強迫性障害の併発率が高い．以上のようなさまざまな研究成果から，強迫性障害の病因としての脳部位は，特に大脳基底核，前頭葉，帯状回が重要のようである．

　セロトニン再取り込み阻害剤が強迫性障害に有効なことからセロトニン仮説が提唱されている．また，動物実験において，高用量のドーパミン作動性薬物が強迫行動に似た常同行動を引き起こすことや，Tourette障害のような基底核のドーパミン機能異常を伴う神経疾患に強迫症状を生じることからドーパミン神経の亢進が一因ではないかと考えられていることからドーパミン仮説も提唱されている．

治　療

　強迫性障害の患者はしばしば併存診断を有する場合が多い．大うつ病性障害，社交不安障害，全般性不安障害，特定の恐怖症，パニック障害，摂食障害，分離不安障害，アルコール関連障害，人格障害，Tourette障害などである．薬物治療を開始するにあたり，併存する他の精神障害に対する効果と副作用を考慮して，薬物選択を行う必要がある．以下に強迫性障害に有効な薬物療法について述べる．

　強力なセロトニン再取り込み阻害作用を有するclomipramineの有効性についてFernandez-Cordobaらが1967年に報告して以来，プラセボ対照試験が行われ，確認されている[4]．

　選択的セロトニン再取り込み阻害薬（selective serotonin reuptake inhibitor: SSRI）は強迫性障害の治療の第一選択薬と考えられている．SSRIの副作用はclomipramineに比べて軽度であり，安全性・忍容性に優れている．強迫性障害のSSRIの治療はうつ病よりも高用量が必要な場合が多く，効果発現に時間がかかる．2～3週で効果発現を生じる場合もあるが，最低12週の継続投与で評価することが必要である．最大治療効果に達するまで8～16週かかる．SSRIの治療で軽度改善もしくは不変の患者は40～60%および，完全寛解は難しく，治療中断で再発しやすい．SSRIの十分量および期間を要しても反応性が不良の場合は，付加療法を行う．haloperidol付加療法が有効であった報告[5]，risperidon付加療法が有効な報告[6]，olanzapine付加療法の有効な報告[7]がある．clonazepamなどのベンゾジアゼピン系薬物は強迫症状による二次的な不安に有効であるため，SSRI効果発現までの使用が理想である．lithium, buspiron, gabapentin, valproate, carbamazepine，その他の抗うつ薬などの付加療法や単独使用で明らかな治療効果を複数の患者で示された報告は少ないが，個々の患者で効果のある可能性は残されていると思われる．

　強迫性障害の治療で重要な認知行動療法は暴露反応妨害法である．薬物療法と同程度の効果があるとされ，同時に行えば相乗効果が期待できる．たとえば今回の症例を用いれば，ドアノブを汚いと思い，触れない思いが強いのであれば，あえてドアノブを触らせて（暴露），手を洗う行動をさせない（反応妨害）方法である．治療導入にあたっては，本人および家族

にこの治療の内容を十分に説明しなければならない．そして，本人・家族が暴露妨害反応法を行うことに十分納得していなければならない．つまり，本人・家族に治療動機が十分でないと治療継続は難しい．このとき「病気を治す」という目標ではじめるよりも，「復学する」，「復職する」，「アルバイトにいける」など社会的機能に直結した目標を立てるほうが動機付けを継続しやすい．汚いと思うことをリストアップし段階付けを行って（不安階層表），汚い思いの軽い課題から行うこともできる（段階的エキスポージャー法）．また，いきなり最強度の課題から行う方法もある（フラディング法）．しかし，社会機能に直結した復学などの目標に繋がる課題を行うほうが治療動機を継続することができ，治療結果はよいと思われる．患者によっては暴露反応妨害法を拒否する場合もある．そのときは無理に治療に入っても効果が薄く，患者－治療者の関係も崩れてしまう．その場合はまず，患者と治療者の信頼関係を確立することからはじめる．暴露反応妨害法は本人の十分な同意があって始めて成立する．それまで待つ必要がある．そして治療当初は治療者主導であったとしても，徐々に患者本人が暴露反応妨害法の課題を考え，自分の問題点を分析して解決する方法を模索して，治療者はそれを支える立場になるようになれば理想的である．

　また，強迫観念・強迫行為にいたる認知の歪みに注目して，それを修正する試みを行う認知療法も効果的である．この治療法は「恐れていること（非機能的認知）は実際には起こらない，仮に起こったとしても予想したほどにはならない」ことを認識させていくことが目標である．思考記録表を本人に書いてもらい，対話と治療者の記載により認知を変えるようにもっていく．思考記録表には「いつどこで誰が何をしたか（状況）」「そのときどう感じ，不快のレベルは何パーセントであったか（気分）」「それを感じる前に何を思ったか（自動思考）」「それを思った根拠（根拠）」「自分の思いと矛盾する事実（反証）」「別の新しい・視野を広げた考え（適応的思考）」「別の考えを考えた後の不快のレベルは何パーセント（今の気分）」を自らノートに記載してもらう．それを治療者は評価する．別の新しい考えが良い考えだった場合，治療者は本人を褒める．十分に視野を広げた考えを示せていなければ治療者の考えを提示してみたりする．目的は自ら新しい別の考えを提示できるように持っていく．このような治療操作を行い

9. 強迫性障害

認知の歪を正していくのである．

　症例の「ドアノブも汚く感じ，なるべく触らないようにして，友人や母親がそばにいるときは開けてもらうようにした」のように次第に周りの人を巻き込んでいくようになる．特に身近にいる家族は巻き込まれやすく，結果として本人の症状を悪化させる方向に家族が仕向けてしまう形となる場合がある．よって，治療初期から本人および家族に病気の内容や，治療，対処法などを十分に伝え理解してもらい，家族ともども治療に協力してもらうことが肝心である．治療者は，本人の性格の弱さではなく病気がそうさせていると理解させ，症状に対し，家族も本人も本人自身を責めないように指導する．家族は病気について過度の罪責感や責任感を持たないように治療者は話す．家族は患者の治療継続を応援するように伝え，症状の波で一喜一憂しないよう指導する．家族は治療の支えにはなるが症状の支えにはならないように治療者は伝える．たとえば本人が家族に症例のような過度の巻き込みをしている場合は「1日1回まではドアノブを母が開けてあげても良い」など治療者と本人家族と協議しながら限界設定をする．家族の応援は大事であり主治医と対応の仕方を確認しながら一貫性を持たせるように指導する．気長に応援をし，家族も家族自身の心身の状態にも気を配り，少しでも余裕を持てるように努めるよう治療者は話したほうが良い．

　暴露反応妨害法やさまざまな指導は本人の苦痛が大きいため，治療継続が困難となることは当然起こりうる．治療者もまた粘り強さが必要である．治療継続を進めるためには，本人の「自分のために治す」という意思と，本人の具体的な治療目標を持たせることが大切である．そこを治療者が如何に引き出すかが肝要である．しかし，まったく治療意欲がない患者は少なくとも認知行動療法は困難である．

　最後に，さまざまな治療を行っても反応が乏しい重症例の場合は，電気痙攣療法にて改善する可能性がある．また，それでも治療反応の乏しい重症例は精神外科的治療（帯状回切除術）にて改善する可能性がある．副作用は痙攣が生じることがあるが，一般に抗てんかん薬でコントロールできる．難治性強迫性障害の帯状回切除術での33例の長期予後の研究では25～30％の有効性を示している[8]．

文献

1) Breiter HC, Rauch SL: Functional MRI and the study of OCD: from symptom provocation to cognitive-behavioral probes of cortico-striatal systems and the amygdala. Neuroimage. 4: S127-138, 1996

2) Swedo SE, Rapoport JL, Cheslow DL, et al: High prevalence of obsessive-compulsive symptoms in patients with Sydenham's chorea. Am J Psychiatry. 146 (2): 246-249, 1989

3) Cummings JL: Obsessive-compulsive behavior in basal ganglia disorders. J Clin Psychiatry. 57: 495-498, 1996

4) The Clomipramine Collaborative Study Group: Clomipramine in the treatment of patients with obsessive-compulsive disorder. Arch Gen Psychiatry. 48 (8): 730-738, 1991

5) McDougle CJ, Goodman WK, Leckman JF, et al: Haloperidol addition in fluvoxamine-refractory obsessive-compulsive disorder. A double-blind, placebo-controlled study in patients with and without tics. Arch Gen Psychiatry. 51 (4): 302-308, 1994

6) Saxena S, Wang D, Bystritsky A, et al: Risperidone augmentation of SRI treatment for refractory obsessive-compulsive disorder. J Clin Psychiatry. 57 (7): 303-306, 1996

7) Koran LM, Ringold AL, Elliott MA: Olanzapine augmentation for treatment-resistant obsessive-compulsive disorder. J Clin Psychiatry. 61 (7): 514-517, 2000

8) Jenike MA, Baer L, Ballantine T, et al: Cingulotomy for refractory obsessive-compulsive disorder. A long-term follow-up of 33 patients. Arch Gen Psychiatry. 48 (6): 548-555, 1991

10. 外傷後ストレス障害

五十川　浩一

症例

　1月下旬，A氏はいつものように会社に出勤していた．その日はその地方では稀な寒波が襲っていて路面が凍結していた．主な道路はいつもより混雑し，会社に間に合わないと判断したA氏はいつもと違う道を通ることにした．下り坂を降りるとき急にタイヤがロックし，車が制御不能となり，対向車線へはみ出し，対向車と接触し，自転車の女子高校生を撥ね，電柱に激突した．A氏は車に閉じ込められ，車のドアを切断して救出されるまで2時間を要した．A氏は足の骨折の重傷で，女子高校生も重症であった．入院した病院では何度もその光景の夢を見て，深く眠れなかった．3週間後，整形外科病院を退院してからも何度もその光景を思い浮かべてしまう．特に女子高生の制服を見たり，クラクションの音を聞いたりするとすぐにその光景を思い出す．事故を起こした現場は通らないようにしていた．寝付けない日が増え，仕事では集中できず，ちょっとした音にもビクつくようになり，事故から2ヵ月後精神科病院を受診した．

診　断

　DSM-Ⅳ-TRの309.81外傷後ストレス障害（posttraumatic stress disorder: PTSD）診断は，危うく死ぬまたは重症を負うような出来事を経験した後，1ヵ月以上もその出来事への強い恐怖，繰り返す想起，悪夢，フラッシュバックなどが続き，抑うつ，不安，集中力低下などをまねき，生活に障害を起こす疾患である．症状の持続期間が2日から4週間の間では，308.3急性ストレス障害と診断される．ICD-10ではF43.1外傷後ストレス障害とF43.0急性ストレス反応の診断となる．表7にDSM-Ⅳ-

表7　DSM-Ⅳ-TRの309.81外傷後ストレス障害の診断基準

A. その人は，以下の2つがともに認められる外傷的な出来事に暴露されたことがある．
  (1) 実際にまたは危うく死ぬまたは重傷を負うような出来事を，一度または数度，あるいは自分または他人の身体の保全に迫る危険を，その人が体験し，目撃し，または直面した．
  (2) その人の反応は強い恐怖，無力感または戦慄に関するものである．
B. 外傷的な出来事が以下の1つ（または以上）の形で再体験され続けている．
  (1) 出来事の反復的，侵入的な苦痛を伴う想起で，それは心像，思考，または知覚を含む．
  (2) 出来事についての反復的で苦痛な夢
  (3) 外傷的な出来事が再び起こっているかのように行動したり，感じたりする．
  (4) 外傷的出来事の1つの側面を象徴しまたは類似している内的または外的きっかけに暴露された場合に生じる，強い心理的苦痛
  (5) 外傷的出来事の1つの側面を象徴しまたは類似している内的または外的きっかけに暴露された場合の生理的反応性
C. 以下の3つ（またはそれ以上）によって示される．（外傷以前には存在していなかった）外傷と関連した刺激の持続的な回避と，全般的反応性の麻痺
  (1) 外傷と関連した思考，感情，または会話を回避しようとする努力
  (2) 外傷を想起させる活動，場所，または人物を避けようとする努力
  (3) 外傷の重要な側面の想起不能
  (4) 重要な活動への関心または参加の著しい減退
  (5) 他の人から孤立している，または疎遠になっているという感覚
  (6) 感情の範囲の縮小（例：愛の感情をもつことができない）
  (7) 未来が短縮した感覚（例：正常な寿命を期待しない）
D. （外傷以前には存在していなかった）持続的な覚醒亢進症状で，以下の2つ（またはそれ以上）によって示される．
  (1) 入眠，または睡眠維持の困難
  (2) いらだたしさまたは怒りの爆発
  (3) 集中困難
  (4) 過度の警戒心

(5) 過剰な驚愕反応
E. 障害（基準 B, C, および D の症状）の持続期間が1ヵ月以上
F. 障害は臨床上著しい苦痛，または社会的，職業的，または他の重要な領域における機能の障害を引き起こしている．
　　急性：症状の持続期間が3ヵ月未満の場合
　　慢性：症状の持続期間が3ヵ月以上の場合
　　発症遅延：症状の発現がストレス因子から少なくとも6ヵ月の場合

DSM-Ⅳ-TR 精神疾患の分類と診断の手引［新訂版］（医学書院）より引用

表8　DSM-Ⅳ-TR の 308.3 急性ストレス障害の診断基準

A. その人は，以下の2つがともに認められる外傷性の出来事に暴露されたことがある．
　(1) 実際にまたは危うく死ぬまたは重傷を負うような出来事を，一度または数度，あるいは自分または他人の身体の保全に迫る危険を，その人が体験し，目撃し，または直面した．
　(2) その人の反応は強い恐怖，無力感または戦慄に関するものである．
B. 苦痛な出来事を体験している間，またはその後に以下の解離的症状の3つ（またはそれ以上）がある．
　(1) 麻痺した，孤立した，または感情反応がないという主観的感覚
　(2) 自分の周囲に対する注意の減弱
　(3) 現実感消失
　(4) 離人症
　(5) 解離性健忘
C. 外傷的な出来事は，少なくとも以下の1つの形で再体験され続けている．
　　反復する心像，思考，夢，錯覚，フラッシュバックのエピソード，またはもとの体験を再体験する感覚，または外傷的な出来事を想起させるものに暴露された時の苦痛
D. 外傷を想起させる刺激の著しい回避
E. 強い不安症状または覚醒の亢進（例：睡眠障害，苛立たしさ，集中困難，過度の警戒心，過剰な驚愕反応，運動性不安）
F. その障害は，臨床上著しい苦痛，または社会的，職業的，または他の重要な領域における機能の障害を引き起こしている，または外傷的な体験を家

族に話すことで必要な助けを得たり，人的資源を動員するなど，必要な課
　　　題を遂行する能力を傷害している．
　G. その障害は最低2日間，最大4週間持続し，外傷的出来事の4週間以内に
　　　起こっている．
　H. 障害は，物質または一般的身体疾患の直接的な生理学的作用によるもの
　　　でなく，短期精神病性障害ではうまく説明されず，すでに存在していた
　　　Ⅰ軸またはⅡ軸の障害の単なる悪化でもない．

DSM-Ⅳ-TR 精神疾患の分類と診断の手引［新訂版］（医学書院）より引用

TRの309.81外傷後ストレス障害の診断基準を，表8にDSM-Ⅳ-TRの308.3急性ストレス障害の診断基準を示す．

　危うく死ぬまたは重症を負うような出来事の例としては，戦争，外傷，火傷，重い病気，誘拐，テロ，交通災害，自然災害，虐待，拷問，洗脳，レイプなどがある．アメリカ合衆国での生涯有病率は男性で5～6％，女性で10～12％である．

　アメリカ合衆国においてPTSD患者の80％以上は併存診断（comorbidity）を有している．よく見られるのは，大うつ病性障害，気分変調症，物質関連障害，他の不安障害，双極性障害である．

病　因

　PTSDの病因のもっとも大きなものは，危うく死ぬまたは重症を負うような出来事の体験（外傷体験）である．その体験の後，その外傷体験に関係する対象を五感で感じ，その外傷体験を再体験し，恐怖を繰り返すことで，本当はニュートラルな刺激でも恐怖を感じてしまうようになり，PTSDへと発展していく．

　恐怖の対象は五感を通じて認識される．上記の症例の場合，たとえば聴覚で車のクラクションを捉えた場合，耳を通してその刺激が視床を経由し，聴覚野へ伝えられる．聴覚野で車のクラクションの音をはっきりと捉え，その情報は扁桃体外側核に伝えられる．扁桃体外側核では，クラクションの音の情報を伝えた神経と嫌悪の神経がシナプスを介して接続している．クラクションは一般に情動的には比較的ニュートラルな刺激である

が，上記の症例の場合はクラクションの音の情報を伝えた神経とシナプス後にある嫌悪の神経との神経伝達が促進されているため，クラクションの音は嫌悪なものであると判断することとなる．交通事故を起こした後にその神経伝達が促進されていることになる．嫌悪であると判断されると扁桃体外側核から扁桃体中心核へ情報が送られ扁桃体中心核が活性化される．その出力は，中脳中心灰白質，視床下部外側部，視床下部室傍核，顔面神経などに到達する．中脳中心灰白質はすくみ行動を，視床下部外側部は血圧の上昇等を，視床下部室傍核は視床下部－下垂体－副腎系（hypothalamic-pituitary-adrenal axis: HPA axis）の活性化を，三叉神経や顔面神経は恐怖の表情を引き起こす．このPTSDの場合，扁桃体外側核で交通事故に関係する対象の神経伝達が促進されているため，過剰な反応を引き起こしていると考えられる．

　神経伝達の促進はどのようにして起こるのであろうか．これは他の記憶のメカニズムと同じように神経の可塑性によって引き起こされていると考えられている．つまり，シナプス前の刺激が，強くまたは持続的にシナプス後神経に伝わると，NMDA受容体を介して，持続的な興奮性シナプス後電位を示す長期増強（long-term potentiation: LTP）を引き起こし，神経のシナプス応答性を上げる結果，その神経伝達が容易になり，情動記憶が形成されるのではないかという考えである．PTSDの場合，その危うく死ぬまたは重症を負うような出来事に関するさまざまな刺激に対して，何度も強く恐怖を再体験することによって，扁桃体外側核で過剰なシナプス応答を形成することが過剰な恐怖反応を示すことにつながっていると思われる．また，関係のない刺激に対しても過敏となる様子は，扁桃体中心核が慢性的に興奮しているため，関係のない小さな刺激でも過剰な反応を示すものと考えられる．これがPTSDの全般性の不安状態となる理由と推察される．また，扁桃体中心核が慢性的に興奮しているため，不眠，苛立ち，集中困難も引き起こしていると推察される．

　positron emission tomography（PET）を用いて，PTSD患者群と外傷体験はあるがPTSDとはならなかった対照群を比較した研究がある．両群に外傷体験を強制的に再体験させた場合，ともに扁桃体の活性化を認めた．しかし前頭前野は対照群で活性化されたが，PTSD患者群では活性化されなかった[1]．また，functional magnetic resonance imaging（fMRI）

を用いて，外傷体験はあるがPTSDとはならなかった対照群と比較してPTSD患者は外傷の回想で帯状回前部の血流低下を報告した研究もある[2]．このことから，PTSDの病態は前頭前野，帯状回前部からの抑制が弱いことに起因する可能性が考えられる．

治　療

　PTSD患者の80％は，大うつ病性障害，気分変調症，物質関連障害，他の不安障害，双極性障害などの他の精神障害との併存診断（comorbidity）を有しているので，薬物治療を開始するにあたり，他の精神障害に対する効果と薬物の副作用を考慮して薬物の選択を行う必要がある．たとえば，大うつ病性障害を有しているのであれば，βブロッカーよりも抗うつ薬を選択することとなる．βブロッカーは抑うつを改善する作用がないことのみならず，抑うつを悪化させる可能性があるからである．また，アルコール依存を有している患者であればモノアミンオキシダーゼ阻害剤（monoamine oxidase inhibitor: MAOI）の使用は，深刻な相互作用を引き起こす可能性があるので控えなくてはならない．また，PTSD患者は，易怒性，衝動性，希死念慮，抑うつ気分，解離症状，パニック発作，強迫思考，アルコール・薬物依存に関連した行動など，さまざまな症状を呈する．どのような症状が一番問題点かで薬物の選択が異なってくる．以下に，PTSDに有効な薬物について解説する．

　選択的セロトニン再取り込み阻害剤（selective serotonin reuptake inhibitor: SSRI）はPTSDに対し有効な薬物である．64人のPTSD患者に対してfluoxetineの効果をPTSD臨床診断面接尺度（Clinical-Administered PTSD Scale）を用いて評価したところ，プラセボと比較して有意に症状を減少させている[3]．208人のPTSD患者に対しsertralineの12週間での効果をDavidsonらは検証している．DSM-IV-TRの309.81外傷後ストレス障害のB項目の再体験および侵入は約50％改善し，C項目の回避と麻痺では50％弱改善し，D項目の過覚醒は約40％改善している[4]．Londborgらは12週間で治療反応をみた患者を36週以上にわたって経過を追い，92％の患者が寛解を維持した．急性期にわずかの反応しか見られなかった患者の54％は，引き続き行われた治療にて反応が

見られるようになった[5]．Marshall らは551人の慢性PTSD患者を対象にparoxetineのプラセボ比較試験を行っている．paroxetine 20 mg/day もしくは40 mg/day 投与群で，再体験，回避と麻痺，過覚醒の主要3項目を含めた有意な症状改善がみられたと報告している．また，うつ症状や日常生活機能面でも有意な改善を認め，大うつ病性障害を併存する患者も併存しない患者も同等の改善効果を示した[6]．

MAOIであるphenelzineは二重盲検試験でPTSDに有効であった[7]．trazodoneとnefazodoneはともに後シナプス5-HT$_2$レセプター阻害作用と前シナプスセロトニン再取り込み阻害作用を持ちserotonin antagonist/reuptake inhibitor（SARI）と呼ばれる．ベトナム戦争退役軍人6人のPTSD患者に対してtrazodoneのオープン試験が行われ，有意な臨床症状の改善が認められ，特に再体験と過覚醒の改善が著しかった[8]．nefazodoneにおいても有効性が示されている[9]．mirtazapineはノルアドレナリン作動性・特異的セロトニン作動性抗うつ薬（noradrenergic and specific serotonergic antidepressant: NaSSA）と呼ばれる．5-HT$_2$レセプター，5-HT$_3$レセプター，中枢性α2アドレナリンレセプターに強い拮抗作用を示す．このことで，5-HT$_{1A}$レセプターを介した神経伝達を促進させ，セロトニンとノルアドレナリン両方の放出を促進させる．6人の重度慢性PTSD患者に対する8週間の非盲検試験で，mirtazapineにより半数の患者で臨床全般改善度スコアにおいて50%以上減少改善した[10]．三環系を含む他の抗うつ薬もPTSDに有効性が認められている．

ベンゾジアゼピン系薬物は即効性の抗不安作用があり，臨床で使用頻度の高い薬物である．しかし，PTSD患者13名にalprazolamとclonazepamの非盲検試験では，DSM-IV-TR診断D項目の過覚醒症状は減少するが，B項目の再体験および侵入と，C項目の回避と麻痺は変化しないことが確認された[11]．ベンゾジアゼピン系薬物は，不安症状全般の改善は軽度見られるが，PTSDの中核症状には改善が認められていない．慢性投与は，なるべく避け，不安時の頓用として使用するように努めるべきである．抗けいれん薬であるcarbamazepine, sodium valproate, topiramate, lamotrigineがPTSDに有用である証拠がある．5週間の非盲検でのcarbamazepine（600〜1000 mg/day）治療で，ベトナム戦争退役軍人10人中7人が侵入と過覚醒症状に対し中等度から高度の改善を示した[12]．

sodium valproate（250〜2000 mg/day）は過覚醒と侵入症状を改善した[13]．topiramate（15.5〜500 mg/day）は侵入症状，特に悪夢とフラッシュバックの軽減に最も効果があった[14]．lamotrigine（200〜500 mg/day）を 10 名の PTSD 患者に投与し，プラセボ投与群 5 名と比較した．12 週の治療後，反応率はプラセボ群 25%，lamotrigine 群は 50% であった．特に侵入と回避に対し改善が認められた[15]．

　βブロッカーの投与が，身体的・性的虐待による小児 PTSD 患者 11 人に行われた．投与期間中再体験と過覚醒が有意に軽減した[16]．α_1ブロッカーである prazosin で難治性 PTSD における悪夢に対して有効である報告もある[17]．

　次に認知行動療法を述べるにあたって，まず情動記憶の固定，再固定，消去について述べる．情動記憶が長期記憶となる場合は，扁桃体外側核の中で，関係する細胞の核を介して蛋白合成が行われ，神経の形態的機能的変化を引き起こしているのではないかと考えられている．これを情動記憶の固定と呼ぶ．PTSD の場合，外傷体験に関係するさまざまな対象が恐怖・不安の対象となって固定化している．これにより次回その対象刺激が扁桃体外側核まで到達した場合，シナプス応答性の増したシナプス後の嫌悪を引き起こす神経の活性化をたやすく引き起こす．さまざまな対象でこの度合いが強いことが PTSD の病態のひとつと考えられる．また，再度同様の刺激が生じたとき，その情動記憶はいったん不安定となり再び記憶の固定化が行われる．これを情動記憶の再固定と呼ぶ．情動記憶は再度刺激が生じてから再固定まで不安定になるので，そのときの操作が治療チャンスとなる．また，同じ刺激を続けていき安全であることが続くと嫌悪の情動記憶が弱まってくる．これを情動記憶の消去と呼ぶ．PTSD では慢性的な扁桃体中心核の活性化が生じているため，そのことが全般性の不安や抑うつを引き起こすのかも知れない．

　PTSD の治療で重要な認知行動療法は暴露療法である．まずは十分に患者をリラックスさせ，恐怖の対象に暴露させる．そして，安全であることを経験させる．暴露後すぐに，その時の感情を治療者とともに話し合い言語化する．そして，どのようにすればリラックスできるか患者と治療者が一緒に探るのである．筋弛緩法，呼吸法，薬物の使用もリラックスできる方法に含まれる．これにより情動記憶の消去を行うのである．消去の過程

には前頭前野の活動が必要と考えられている．扁桃体には前頭前野から多くの抑制性の入力があり，前頭前野は，恐怖，不安時の扁桃体の興奮を抑制する働きを有すると考えられている．言語化し，意図的にリラックスする方法を探るのは理にかなっている．もしも，暴露後に，安全である体験ができなかった場合や，リラックスできない場合は，結果として恐怖体験を繰り返すこととなり，その恐怖は強化されることとなる．治療者はそのことを十分に理解して治療に望まなければならない．PTSDの場合，不安・恐怖の対象は多岐にわたる．はじめにあげた症例であれば，恐怖の対象は，交通事故そのものはもちろん，クラクションの音，女子高生の制服，事故を起こした現場などである．それらをリストアップし，不安・恐怖の弱いものから段階付けを行う（不安階層表）．患者によっては心的外傷の質や強さ，患者の状態によって，このリストアップすることも困難をきたすことがある．その場合は患者と治療者の信頼関係を確立することからはじめるようにする．不安階層表が作成できたならば，暴露する対象は不安・恐怖の弱いものから開始する．十分にリラックスさせた後，暴露する対象をイメージするよう指示する．その後，どのような不安を感じたかを患者本人に言語化させ，その後，リラックスするように治療者は指示する．十分にリラックスできたら同様のことを繰り返し，不安が起こらないまで繰り返す．不安が続いた場合は次回も同様の対象のイメージで繰り返す．克服できたら次の段階へと進む．リラックスする方法はさまざま試み，本人の得意とする方法を見出していく．筋弛緩法，呼吸法，薬物使用も考慮に入れる．筋弛緩法とは，筋肉をあえて強く緊張させて一気に力を抜く方法である．たとえば，両肩をすぼめるように力を入れて急に力を抜くなどの方法である．呼吸法とは，たとえばやや口を開け，腹部が大きくなるようにして自然に息を吸い，胸部と腹部が同時に小さくなるイメージでゆっくりと吐き出すなどである．リラックスできるのが目的である．それぞれ個人によってリラックスできる方法は違う．患者に合わせて探ることが大切である．

文献

1) Shin LM, McNally RJ, Kosslyn SM, et al: A positron emission tomographic study of symptom provocation in PTSD. Ann N Y Acad Sci. 821: 521-523,

1997

2) Lanius RA, Williamson PC, Densmore M, et al: Neural correlates of traumatic memories in posttraumatic stress disorder: a functional MRI investigation. Am J Psychiatry. 158 (11): 1920-2192, 2001

3) van der Kolk BA, Dreyfuss D, Michaels M, et al: Fluoxetine in posttraumatic stress disorder. J Clin Psychiatry. 55 (12): 517-522, 1994

4) Davidson JR, Rothbaum BO, van der Kolk BA, et al: Multicenter, double-blind comparison of sertraline and placebo in the treatment of posttraumatic stress disorder. Arch Gen Psychiatry. 58 (5): 485-492, 2001

5) Londborg PD, Hegel MT, Goldstein S, et al: Sertraline treatment of posttraumatic stress disorder: results of 24 weeks of open-label continuation treatment. J Clin Psychiatry. 62 (5): 325-331, 2001

6) Marshall RD, Beebe KL, Oldham M, et al: Efficacy and safety of paroxetine treatment for chronic PTSD: a fixed-dose, placebo-controlled study. Am J Psychiatry. 158 (12): 1982-1988, 2001

7) Kosten TR, Frank JB, Dan E, et al: Pharmacotherapy for posttraumatic stress disorder using phenelzine or imipramine. J Nerv Ment Dis. 179 (6): 366-370, 1991

8) Hertzberg MA, Feldman ME, Beckham JC, et al: Trial of trazodone for posttraumatic stress disorder using a multiple baseline group design. J Clin Psychopharmacol. 16 (4): 294-298, 1996

9) Hidalgo R, Hertzberg MA, Mellman T, et al: Nefazodone in post-traumatic stress disorder: results from six open-label trials. Int Clin Psychopharmacol. 14 (2): 61-68, 1999

10) Connor KM, Davidson JR, Weisler RH, et al: A pilot study of mirtazapine in post-traumatic stress disorder. Int Clin Psychopharmacol. 14 (1): 29-31, 1999

11) Gelpin E, Bonne O, Peri T, et al: Treatment of recent trauma survivors with benzodiazepines: a prospective study. J Clin Psychiatry. 57 (9): 390-394, 1996

12) Lipper S, Davidson JR, Grady TA, et al: Preliminary study of carbamazepine in post-traumatic stress disorder. Psychosomatics. 27 (12):

849-854, 1986

13) Fesler FA: Valproate in combat-related posttraumatic stress disorder. J Clin Psychiatry. 52 (9): 361-364, 1991

14) Berlant J, van Kammen DP: Open-label topiramate as primary or adjunctive therapy in chronic civilian posttraumatic stress disorder: a preliminary report.J Clin Psychiatry. 63 (1): 15-20, 2002

15) Hertzberg MA, Butterfield MI, Feldman ME, et al: A preliminary study of lamotrigine for the treatment of posttraumatic stress disorder. Biol Psychiatry. 45 (9): 1226-1229, 1999

16) Famularo R, Kinscherff R, Fenton T: Propranolol treatment for childhood posttraumatic stress disorder, acute type. A pilot study. Am J Dis Child. 142 (11): 1244-1247, 1988

17) Raskind MA, Dobie DJ, Kanter ED, et al: The alpha1-adrenergic antagonist prazosin ameliorates combat trauma nightmares in veterans with posttraumatic stress disorder: a report of 4 cases. J Clin Psychiatry. 61 (2): 129-133, 2000

11. 急性ストレス障害

五十川　浩一・河野　伸子

◆症　例

　新人警察官Ａは，ベテランの警察官Ｂとパトカーで巡回をしていた．成人式が行われたその日は多くの新成人が繁華街で飲酒をしていたようである．新成人20人ぐらいが商店街で大騒ぎをしていると通報を受け，2人で現場に急行した．2人はパトカーから降り，その集団に対応した．しかし，その集団は予想以上に狂暴で，Ｂは集団に引きずり回される状態となった．一方，Ａはその集団に体をぶつけられ，ナイフを取り出した1人に左手甲を傷つけられた．なおもＡは取り囲まれ，ナイフを持った男がＡを刺そうとした．Ａは拳銃を使用し，やっと相手から逃れられた．そのころ他の警察官の応援が駆けつけ，その騒動は鎮静化した．Ａは全身あちこちと打撲し，左手甲の手当てを受けた．Ａは警察署に戻っても震えが止まらず，何度も左手甲を見つめ，その日は一睡もできなかった．翌日は休みで，自宅で過ごすが，その光景を何度も思い出し震えていた．宅急便の訪問のチャイムの音に激しくビクついた．翌日，仕事場へ戻って，同僚が事件の話を少しすると，激しく震え耳を塞ぎ，部屋から出て行ってしまった．同様の状態が続いたため1週間の休みが許された．同僚が自宅に面会へ行くと日中カーテンも開けず，一点を見つめてボーと1日を過ごす姿が見られた．心配した同僚は本人の両親と相談した上で事件から2週間後，精神科病院の外来を受診させた．

診　断

　DSM-Ⅳ-TRの308.3急性ストレス障害の診断は，危うく死ぬまたは重症を負うような出来事を経験した後，その出来事への強い恐怖，繰り返す

11. 急性ストレス障害

想起，悪夢，フラッシュバックなどが続き，解離症状や，著しい回避などを示し，生活に障害を起こす疾患である．症状の持続期間が2日から4週間の間である必要があり，1ヵ月以上症状が持続すると，DSM-IV-TRの309.81外傷後ストレス障害（posttraumatic stress disorder: PTSD）の診断となる．表8（p.60参照）にDSM-IV-TRの308.3急性ストレス障害の診断基準を，表7（p.59参照）にDSM-IV-TRの309.81外傷後ストレス障害の診断基準を示す．ICD-10ではF43.0急性ストレス反応の診断となる．危うく死ぬまたは重症を負うような出来事の例としては，戦争，外傷，火傷，重い病気，誘拐，犯罪，テロ，交通災害，自然災害，虐待，拷問，洗脳，レイプなどがある．有病率は不明であるが，重度の心的外傷に暴露された場合，急性ストレス障害の発症率は14〜33%とされている．

　一般身体疾患による精神疾患（頭部外傷など），および物質誘発性障害（アルコールなど）などと鑑別が必要な場合もある．急性ストレス後，精神病状態を来たす場合，短期精神病性障害を考慮する．大うつ病性障害が外傷後に発症した場合は，急性ストレス障害に加えて大うつ病性障害の併存診断（comorbidity）が必要である．その障害が強いストレスに起因しているとしても，診断基準を満たさない症状の場合は適応障害の診断を考慮すべきである．賠償金，利権，判決が関与している場合は，詐病の除外を考慮しなければならない．

病　因

　急性ストレス障害の病因のもっとも大きなものは，危うく死ぬまたは重症を負うような出来事の体験（外傷体験）である．その体験の後，その外傷体験に関係する対象を五感で感じ，その外傷体験を再体験し，恐怖を繰り返す．その結果，解離症状や，著しい回避，過覚醒などを生じ，生活に障害をきたしていく疾患である．

　恐怖の対象は五感を通じて認識される．上記の症例の場合，たとえば視覚で左手甲の状態を捉えた場合，目を通してその刺激が視床を経由し，視覚野へ伝えられる．視覚野で左手甲をはっきりと捉え，その情報は扁桃体外側核に伝えられる．扁桃体外側核では，左手甲の情報を伝えた神経と嫌悪の神経がシナプスを介して接続している．左手甲の姿は一般に情動的に

は比較的ニュートラルな刺激であるが，上記の症例の場合は左手甲の情報を伝えた神経とシナプス後にある嫌悪の神経との神経伝達が促進されているため，左手甲の情報は嫌悪なものであると判断することとなる．事件後にその神経伝達が促進されていることになる．嫌悪であると判断されると扁桃体外側核から扁桃体中心核へ情報が送られ扁桃体中心核が活性化される．その出力は，中脳中心灰白質，視床下部外側部，視床下部室傍核，顔面神経などに到達する．中脳中心灰白質はすくみ行動を，視床下部外側部は血圧の上昇等を，視床下部室傍核は視床下部－下垂体－副腎系（hypothalamic-pituitary-adrenal axis: HPA axis）の活性化を，三叉神経や顔面神経は恐怖の表情を引き起こす．この急性ストレス障害患者の場合，扁桃体外側核で事件に関係する対象の神経伝達が促進されているため，過剰な反応を引き起こしていると考えられる．

　神経伝達の促進はどのようにして起こるのであろうか．これは他の記憶のメカニズムと同じように神経の可塑性によって引き起こされていると考えられている．つまり，シナプス前の刺激が，強くまたは持続的にシナプス後神経に伝わると，NMDA受容体を介して，持続的な興奮性シナプス後電位を示す長期増強（long-term potentiation: LTP）を引き起こし，神経のシナプス応答性を上げる結果，その神経伝達が容易になり，情動記憶が形成されるのではないかという考えである．急性ストレス障害の場合，その危うく死ぬまたは重症を負うような出来事に関するさまざまな刺激に対して，何度も強く恐怖を再体験することによって，扁桃体外側核で過剰なシナプス応答を形成することが，過剰な恐怖反応を示すことにつながっていると思われる．また，関係のない刺激に対しても過敏となる様子は，扁桃体中心核が慢性的に興奮しているため，関係のない小さな刺激でも過剰な反応を示すものと考えられる．これが急性ストレス障害の全般性の不安状態となる理由と推察される．また，扁桃体中心核が慢性的に興奮しているため，不眠，苛立ち，集中困難も引き起こしていると推察される．

　そのほかの要因として，社会的支援，家族歴，小児期の体験，パーソナリティ，既に存在している精神疾患などがある．

治　療

　命の危険を感じるような重大な出来事（外傷体験）の後には，心身のバランスを崩し，さまざまな反応が出ることはむしろ正常なこととも言える．急性ストレス障害の持続時間は2日から4週間であり，1ヵ月以上持続するとPTSDの診断となる．急性ストレス障害は，異常な出来事に対する正常な反応といえる一方で，その後のPTSD発現の先行指標とされる研究も多くみられる[1,2]．

　急性ストレス障害の緩和および外傷後ストレス障害への移行防止のためには，早期介入が重要[3]とされ，いくつかの介入方法が考慮されている．よく知られた介入方法として，外傷体験に関する構造化されたグループミーティングであるデブリーフィング（debriefing）がある．ミッチェルによるデブリーフィング（Critical Incident Stress Debriefing Model: CISD[4]）では，外傷体験における感情の開示を重視するが，効果の疑問を呈する研究もあり[5]，現在では，CISDにおいても，情報共有やストレス反応に対する心理教育などを行うデフュージング（defusing）なども含めた，より包括的な介入方法（Critical Incident Stress Management: CISM[4]）となっている．また，外傷的な記憶を掘り起こさないサイコロジカル・ファーストエイド（Psychological First Aid: PFA）[6]も推奨されるようになっているが，効果検証の蓄積が待たれるところである．日本においても阪神・淡路大震災の折，子どもへのケアとして，保護者への心理教育および子どもへのリラクゼーションが，その後のPTSDへの移行を低減させたとの報告がある[7]．

　薬物療法では，小児の火傷後の急性ストレス障害25人に対して低投与量のimipramineを投与した研究がある．治療1週間後に評価したところ，imipramine治療群は83%が治療に反応したが，プラセボ治療群は38%が反応したという結果であった[8]．また，外傷体験後より早期にimipramin治療が開始されると，侵入や過覚醒症状が軽減されるとも報告されている[9]．risperidoneでの非盲検研究で4人の急性ストレス障害の患者に対してフラッシュバックに有効である可能性が示された[10]．心的外傷体験後，βブロッカーが患者のPTSDへの発展を減少させることができるか評価した研究がある．18人のpropranolol群と23人のプラセボ群

は，外傷体験後6時間以内に薬物が投与された．どちらも10日間の投与を受けその後9日かけて漸減中止した．外傷体験1ヵ月後，propranolol群では10%がPTSDに罹患し，プラセボ群は30%がPTSDに罹患した[11]．βブロッカーでの急性期の治療はPTSDの発症を防止することに有効であることを示唆している．PTSDに有効である抗うつ薬，ベンゾジアゼピン系薬物，抗けいれん薬は近縁疾患である急性ストレス障害にも有効と考えられる．

外傷体験後早期に治療介入することが，PTSDの経過に影響を与えるかどうかへの関心は高く，急性ストレス障害患者の治療研究は今後も重要である．

文献

1) Koopman C, Classen C & Spiegel D: Predictors of posttraumatic stress symptoms among survivors of the Oakland/Berkeley, Calif., firestorm. The American Journal of Psychiatry. 151, 888-894. 1994
2) Shalev AY, Caneti L & Schreiber S: Predictors of PTSD in injured trauma survivors. The American Journal of Psychiatry. 153: 219-224. 1996
3) Brett T. Litz.: Early Intervention for Trauma: Where Are We and Where Do We Need to Go? A Commentary. Journal of Traumatic Stress. 21 (6): 503-506, 2008
4) Mitchell JT & Everly Jr GS: Critical Incident Stress Debriefing: An Operation Manual for CISD, Defusing and Other Group Crisis Intervention Services Third Edition.（高橋祥友訳）緊急事態ストレス・PTSD対応マニュアル．金剛出版，2002
5) Emmerik AAP, Kamphuis JH, Hulsbosch AM, et al: Single session debriefing after psychological trauma: A meta-analysis. The Lancet, 360: 766-771. 2002
6) National Child Traumatic Stress Network and National Center for PTSD, Psychological First Aid: Field Operations Guide, 2nd Edition.（兵庫こころのケアセンター訳）子どもトラウマティックストレス・ネットワーク，アメリカ国立PTSDセンター：サイコロジカル・フ

ァーストエイド実施の手引き. 2009. http://www.j-hits.org/
7) 山田冨美雄:健康教育としての介入(服部祥子・山田冨美雄編集)阪神・淡路大震災と子どもの心身. 59-85, 名古屋大学出版会, 1999
8) Robert R, Blakeney PE, Villarreal C, et al: Imipramine treatment in pediatric burn patients with symptoms of acute stress disorder: a pilot study. J Am Acad Child Adolesc Psychiatry. 38 (7): 873-882, 1999
9) Robert R, Meyer WJ 3rd, Villarreal C, et al: An approach to the timely treatment of acute stress disorder. J Burn Care Rehabil. 20 (3): 250-258, 1999
10) Eidelman I, Seedat S, Stein DJ.: Risperidone in the treatment of acute stress disorder in physically traumatized in-patients. Depress Anxiety. 11 (4): 187-188, 2000
11) Pitman RK, Sanders KM, Zusman RM, et al: Pilot study of secondary prevention of posttraumatic stress disorder with propranolol. Biol Psychiatry. 51 (2): 189-192, 2002

12. 解離性障害

河野　伸子

　次に取り上げる解離性障害と転換性障害は，アメリカ精神医学会のDiagnostic and Statistical Manual（DSM）の初期では，不安障害とともに神経症として分類されていた．これらの障害は，フロイトの創始した精神分析理論によって概念化され，主要な基底要因は不安であると考えられていたためである．しかし，DSM-Ⅲ以降の診断分類は，観察可能な行動に基づいて行われるようになり，不安の兆候がはっきり現れる不安障害と，必ずしも不安の兆候が認められない解離性障害，転換性障害に区別されることとなった．解離性障害も転換性障害も，典型的には何らかのストレスを引き起こす体験に関係して発症するとされる．特に解離症状は，情緒的苦痛や心理的葛藤を伴う心的外傷に対する反応として生じることがよく知られていることから，外傷後ストレス障害との関連も注目されている．

症例

　45歳の男性，市内の電話ボックスの所で倒れているところを発見された．意識は鮮明で質問対して受け答えはできるが，自分の名前・生年月日・年齢・勤務先・家族のことは言えなかった．救急車で救急病院に搬送された．持ち物には数日間の着替えと携帯電話があるのみであった．携帯電話は，パスワードがかけられ，本人は思い出すことができなかった．本人を特定できるものは何もなかった．脳を含めて身体的検査を行うが，特別な異常は認められなかった．本人にインタビューを行うと診察を拒否することはないが，自ら積極的に自分の素性を明らかにしようとする姿勢は感じ取れなかった．数日経ってから，詳細な持ち物検査から本人の勤務先がわかり，そこをたどっていく中で本人の名前・生年月日・年齢・勤務先・家族構成が明らかにされた．発見された場所からかなり離れた所で生活していた人であった．解離症状の要因として，借金・女性

> 問題があった．このことが解離症状を呈した可能性が大であった．実の兄が面会に来ても，兄と認識できず兄の名前も言うことができなかった．

診 断

　解離性障害は，「意識，記憶，同一性，または知覚についての通常は統合されている機能の破綻」を特徴とする疾患として定義される[1]．このような障害を持つ場合，重要な個人的出来事を思い出すことができなかったり，持っていた同一性を一時的に喪失したり，新しい同一性を獲得したりする．生活している環境から遠く離れて放浪することもある．解離は，「心的外傷によって自我が統合機能を失った状態」という障害としての側面と「一定の犠牲を払いつつ一過性の適応を可能にする」という防衛機制としての側面をもつ[2]．DSM-Ⅳ-TRでは，解離性健忘，解離性とん走，解離性同一性障害，離人症性障害の4つの病型および特定不能の解離性障害が認められている[1]．なお，ICD-10では，「F44 解離性（転換性）障害」とされており，「解離性障害」と「転換性障害」を同一区分で扱っている．また，離人症性障害は，ICD-10では「解離性（転換性）障害」に含まれていない．DSM-Ⅳ-TRにおける解離性障害の診断基準を**表9〜12**に記す．

　一般人口の有病率調査では，解離性障害は，1〜5%の頻度と考えられている[3)4)5]．解離性障害の有病率に関する調査は，これまで主に欧米でなされており，かつ，時代の変遷や地域による影響も指摘されており[6]，更なる研究結果の蓄積が必要である．

解離性健忘

　何らかのストレスがかかった経験の後，重要な個人的情報を突然思い出せなくなる．例えば，愛する人の死を目撃するというような体験の後，一定期間に体験した出来事すべてを忘れてしまう．健忘症状は，解離性健忘，解離性とん走，解離性同一性障害に共通してみられるが，解離性健忘

表9 DSM-Ⅳ-TR の 300.12 解離性健忘の診断基準

A. 優勢な障害は，重要な個人的情報で，通常外傷的またはストレスの強い性質をもつものの想起が不可能になり，それがあまりにも広範囲にわたるため通常の物忘れでは説明できないような，1つまたはそれ以上のエピソードである．
B. この障害は解離性同一性障害，解離性とん走，外傷後ストレス障害，急性ストレス障害，または身体化障害の経過中にのみ起こるものではなく，物質（例：乱用薬物，投薬）または神経疾患または他の一般身体疾患（例：頭部外傷による健忘性障害）の直接的な生理学的作用によるものでもない．
C. その症状は，臨床的に著しい苦痛，または社会的，職業的，または他の重要な領域における機能の障害を引き起こしている．

DSM-Ⅳ-TR 精神疾患の分類と診断の手引［新訂版］（医学書院）より引用

表10 DSM-Ⅳ-TR の 300.13 解離性とん走の診断基準

A. 優勢な障害は，予期していないときに突然，家庭または普段の職場から離れて放浪し，過去を想起することができなくなる．
B. 個人の同一性について混乱している，または新しい同一性を（部分的に，または完全に）装う．
C. この障害は，解離性同一障害の経過中にのみ起こるものではなく，物質（例：乱用薬物，投薬）または一般身体疾患（例：側頭葉てんかん）の直接的な生理学的作用によるものでもない．
D. その症状は，臨床的に著しい苦痛，または社会的，職業的，または他の重要な領域における機能の障害を引き起こしている．

DSM-Ⅳ-TR 精神疾患の分類と診断の手引［新訂版］（医学書院）より引用

は症状が健忘にのみ限定される場合である．重要な個人的記憶のうち，通常心的外傷的なものを想起できないが，新しい出来事の学習能力は保たれ，身体疾患ないし薬物の影響では説明できない健忘である．冒頭の症例は，名前，生年月日，勤務先，家族など個人的な重要な情報を思い出すことができなかった．その後の経過の中で，借金と女性問題があったことがわかった．症例のように，記憶消失という一般的に考えると困った状況に

表11　DSM-Ⅳ-TRの300.14　解離性同一性障害の診断基準

A. 2つまたはそれ以上の，はっきりと他と区別される同一性または人格状態の存在（そのおのおのは，環境および自己について知覚し，かかわり，思考する，比較的持続する独自の様式をもっている）
B. これらの同一性または人格状態の少なくとも2つが反復的に患者の行動を統制する．
C. 重要な個人的情報の想起が不能であり，それは普通の物忘れでは説明できないほど強い．
D. この障害は，物質（例：アルコール中毒時のブラックアウトまたは混乱した行動）または他の一般身体疾患（例：複雑部分発作）の直接的な生理学的作用によるものではない．
注：子供の場合，その症状は，想像上の遊び仲間または他の空想的遊びに由来するものではない．

DSM-Ⅳ-TR 精神疾患の分類と診断の手引［新訂版］（医学書院）より引用

表12　DSM-Ⅳ-TRの300.6　離人症性障害の診断基準

A. 自分の精神過程または身体から遊離して，あたかも自分が外部の傍観者であるかのように感じる（例：夢の中にいるように感じる）持続的または反復的な体験
B. 離人体験の間，現実検討は正常に保たれている．
C. 離人症状は，臨床的に著しい苦痛，または社会的，職業的，または他の重要な領域における機能の障害を引き起こしている．
D. 離人体験は，精神分裂病，パニック障害，急性ストレス障害，または他の解離性障害のような，他の精神疾患の経過中にのみ起こるものではなく，物質（例：乱用薬物，投薬）または一般身体疾患（例：側頭葉てんかん）の直接的な生理学的作用によるものでもない．

DSM-Ⅳ-TR 精神疾患の分類と診断の手引［新訂版］（医学書院）より引用

も関わらず，困惑した表情を示さないことも多い．また素性について問うと，積極的に診察に協力しようとする姿勢が乏しいこともある．何らかの心理的ストレスを背負い込むのが困難な状況になった時，自分についての生活史などを完全に忘れることで対処していると考えられる．

診断：忘れ去られる情報は，一般的に心的外傷的あるいはストレスの強いものであることが診断の基準であり，一般身体疾患や他の精神疾患，物質の影響との鑑別が必要である．特定の時期より前の記憶が消失するが，新しい情報を学習すること，想起することは可能であり，認知機能一般や言語能力，日常生活には支障がみられない．一般に，発症は急性であることが多く，痛烈な情動と心理的葛藤を喚起するような心的外傷的事象の後に生ずる．健忘は，一次的ないし二次的疾病利得をもたらすことがありうる．死んだ子どもの誕生を健忘することによって情緒的苦痛から身を守る（一次的疾病利得），健忘によって負担の大きい職務から離れる（二次的疾病利得）などである．

解離性とん走

完全に記憶を失うだけでなく，突然，住み慣れた家や仕事を放り出し，予期せぬ放浪に出て，新しい同一性を身につける．同一性に関しての重要な事項（名前，家族，仕事など）を思い出せず，時には，新しい名前を名乗り，新しい家や仕事を持ち，性格さえも別人のように変わってしまうこともある．通常，結婚生活や職業生活における経済的問題や対人的問題，徴兵，自然災害といった何らかの大きなストレスを体験したのちに生じる．

診断：同一性が混乱すること，または新しい同一性を身につけることが診断の基準であり，解離性同一性障害などの他の精神疾患や一般身体疾患や物質の影響との鑑別が必要である．突然の健忘があり出奔するが，目的をもった行動をとることができる．過去の生活についての部分的もしくは完全な記憶の喪失があるが，記憶を失っているということには気づいていないことが多い．突然以前の同一性に戻ると，とん走前の出来事は思い出すが，とん走期間の出来事については思い出せなくなる．

解離性同一性障害

慢性の解離性障害であり，一般的に幼児期の身体的ないしは性的虐待など心的外傷的な出来事と関連するとされる．明確に区別される複数の人格

または同一性が同一人物内に存在し，その1つが前面に出ると，その人格がその人物の態度，行動，自己意識を支配し，他の人格が存在しないかのようになる．

診断：明らかに区別される2つまたはそれ以上の人格状態が存在し，それらが反復的に行動を規定していること，重要な個人的情報の想起が不能であることが診断の基準である．一般身体疾患や物質の影響との鑑別が必要である．各々の人格状態は，それぞれ独自の名前や個人史，同一性を持っているかのように経験される．ある人格が別の人格に気づいている場合もあるが，ある人格状態の最中では，他の人格が優勢な時に生じた状態や出来事を想起できないことが多い．1つの人格から別の人格への移行は突然起こる傾向がある．

離人症性障害

　突発的に自己感覚を喪失したり，普通でない感覚を体験したりする症状であり，何らかのストレスによって引き起こされることが多い．手足のサイズが急激に変化したり，自分の声が奇妙に聞こえたりする感覚や自分の身体から抜け出して離れた所から自分を眺めているような感覚が生じることがある．また，現実感が消失して，自分も他人もロボットであるかのような機械的な感じ，世界が奇妙で非現実的な感じを経験することがある．

診断：自己から遊離している，または遠ざかっているという感覚によって特徴づけられる持続的または反復的な状態である．現実検討能力は維持されており，かつ，離人症状が著しい苦悩あるいは，社会的，職業的，対人関係的な障害をもたらすことが診断の基準となる．他の精神疾患，一般身体疾患，物質による影響との鑑別が必要である．

特定不能の解離性障害

診断：解離症状が優勢な特徴ではあるが，特定の解離性障害の診断基準を満たさない場合である．ガンザー症候群，解離性トランス状態，回復記憶症候群，洗脳などによる解離状態などがある．

病　因

生物学的要因：解離性健忘に関しては，前頭前野および側頭葉の機能低下を示唆する報告[7]，前頭前野の活動増加と海馬の活動低下を示唆する報告[8]が見られるなど，実行機能を司る前頭前野の関連が指摘されているが，統制された条件による知見は乏しいのが現状である[9]．離人症においては，側頭葉との関連を示す報告が見られてきたが，近年では，上・中側頭回の糖代謝が低下し，頭頂葉や左後頭葉の糖代謝が亢進していたとの報告もみられ[10]，側頭葉だけでなく頭頂葉と後頭葉を含む広範囲の脳部位が関連していることが示唆されている．特定の薬物によって解離様症状が生じることも従来知られており，今後一層の研究が待たれるところである．

精神力動的要因：解離の成因には素因と心的外傷が主に考えられている．解離傾向には個人差があり，器質的要因が関与している可能性が示唆されている．また，心的外傷を受けた場合には解離を引き起こしやすく，外傷後ストレス障害や急性ストレス障害の診断基準の1つとなっており，解離性障害の患者には，しばしば心的外傷や心理的葛藤が認められる．ジャネは，解離現象を，体質的素因のうえに強い情動的体験や外傷的体験によって心理的な力が減弱すると意識の狭窄が起こり，これらの記憶が下意識に隠され，意識との連絡が絶たれるとした[11]．その後，さまざまな解離の心理的メカニズムが提唱されている．例として，幼児の行動が交替で出現する離散的（バラバラの）行動状態の連鎖として組み立てられているとの仮説から病的解離を捉える「離散的行動状態モデル（discrete behavior states model）」[12]，あたかも正常に見える人格部分と情動的な人格部分があるとし，3段階の構造的な解離を提唱する「構造的解離理論（structural dissociation theory）」[13]などがある．解離性同一性障害に関しては，幼少期にかなり強烈な身体的虐待や性的虐待を受けていた結果であり，心的外傷から逃避する方法として解離を引き起こしたり，複数の人格を作り上げたりする[14]との考えが主流である．一方，日本特有の「関係性のストレス」による解離メカニズムの報告も見られる[15]．

治　療

　解離性障害の治療は，主に精神療法となる．解離症状は，体験を意識から切り離すことによって生じると仮定すると，出来事を想起させ，安心できる支持的な文脈の中で見直す治療の中で，自らに起こった出来事を受け入れ言語化できるようになると想定される．しかし，健忘している中核的な出来事は本人にとって苦痛な心的外傷的な体験であることが多く，解離症状が心理的な防衛になっていることを忘れてはならない．想起に伴い心的外傷やストレスに直面する際には，感情の混乱，抑うつ気分，希死念慮，自殺企図などが出現することがある．そのため，心的外傷やストレス背景を性急に明らかにして，本人に提示することは必ずしも良い結果には結びつかない．むしろ，心的外傷やストレス背景が推測可能な場合は，それらを軽減する方向で環境調整を行い，時間をかけて自然に思い出すことを待つ方がよいこともある．また，記憶の回復と併せて，本人の困難を理解し，支持的に本人を支援する精神療法が必要である．一般的に解離性障害の治療では，家族調整，薬物療法，精神療法などを折衷的に併用する治療が多く行われているとの指摘も見られる[16]．治療のポイントとして，木村は，治療初期において，「患者の心理的負担を軽減し，治療関係を構築すること」，治療中期において「解離症状を患者自身で対処でき，患者が解離症状を必要としなくなること」，治療後期において「患者の独り立ちを陰ながら支えること」としている[17]．

　解離性同一性障害の治療においても，複数人格の統合をめざすものが主流であったが，日常生活での困難に対処できるようになることをめざす治療へと重きが移っている．現在行われている治療における技法的側面は，おおむね以下の3点にまとめられるとされる．1点目は，安全な治療環境で治療者が外傷記憶の想起を手助けし，除反応を通じて外傷体験の再統合をめざす方法，2点目は，治療上の転移関係に現れた過去の虐待関係の再現を「今，ここで」の体験として取り上げ，洞察を促す方法，3点目として，患者を取り巻く環境の安定を図り，支持的な患者—治療者関係の中で適応様式をより健康的な防衛機制に置き換えていこうとする方法である[18]．

　薬物療法は，解離症状そのものに直接有効な薬物はほとんどなく，多く

は解離症状そのものというよりは，不眠，不安，うつ病，パニック障害などの合併症の改善に用いられることが多いとされている[19]．

文献

1) American Psychiatric Association: Diagnostic and Statistical Manual of Mental Disorders, Fourth Edition, Text Revision; DSM-IV-TR. 2000）高橋三郎，他訳：解離性障害，高橋三郎，他訳：DSM-IV精神疾患の分類と診断の手引き．499-512，医学書院，2002
2) 大矢大：心的外傷と解離，精神療法，35：163-167．2009
3) Ross CA: Epidemiology of multiple personality disorder and dissociation, The Psychiatric clinics of North America. 14 (3), 503-517. 1991
4) Akyüz G, Doğan O, Sar V, et al: Frequency of dissociative identity disorder in the general population in Turkey, Comprehensive psychiatry. 40 (2), 151-159. 1999
5) Xiao Z, Yan H, Wang Z, et al: Trauma and dissociation in China. The American journal of psychiatry. 163 (8), 1388-1391. 2006
6) 岡村毅，杉下和行，柴山雅俊：解離性障害の疫学と虐待の記憶，こころのりんしょう à la carte, 28：341-347，2009
7) Markowitsch HJ, Calabrese P, Fink GR, et al: Impaired episodic memory retrieval in a case of probable psychogenic amnesia, Psychiatry research. 74 (2), 119-26. 1997
8) Kikuchi H, Fujii T, Abe N, et al: Memory repression: brain mechanisms underlying dissociative amnesia, Journal of cognitive neuroscience. 2010, 22 (3). 602-613
9) Bell V, Oakley DA, Halligan PW, et al: Dissociation in hysteria and hypnosis: evidence from cognitive neuroscience, Journal of neurology, neurosurgery, and psychiatry. 82 (3), 332-339. 2011
10) Simeon D, Guralnik O, Hazlett EA, et al: Feeling unreal: a PET study of depersonalization disorder, The American journal of psychiatry. 157 (11), 1782-1788. 2000
11) Pierre Janet: La medecine psychologique.（松本雅彦訳）心理学的医学．みすず書房，1981

12) Frank W. Putnam: Dissociation in Children and Adolescents: A Developmental Perspective.（中井久夫訳）解離　若年期における病理と治療．みすず書房，2001
13) van der Hart O, Nijenhuis E, Steele K, et al: Trauma-related dissociation: conceptual clarity lost and found, The Australian and New Zealand journal of psychiatry. 38 (11-12), 906-914. 2004
14) Gleaves DH: The sociocognitive model of identity disorder: A reexamination of the evidence, Psychological Bulletin. 120, 42-59. 1996
15) 岡野憲一郎：どのような外傷やストレスが病的な解離を生むのか？―「解離を生むようなストレス」という概念について，解離性障害多重人格の理解と治療．97-112，岩崎学術出版社，2007
16) 市田勝：解離性障害，精神科治療学，16，増刊：322-326，2001
17) 木村宏之：解離性障害の治療―困難な状況をいかに乗り切るか―，児童青年精神医学とその近接領域，46（5）：521-527，2005
18) 松井浩子：解離性障害の精神療法（岡野憲一郎編）専門医のための精神科臨床リュミエール20解離性障害．190-200，中山書店，2009
19) 田中克昌：解離性障害と生物学的療法（岡野憲一郎編）専門医のための精神科臨床リュミエール20解離性障害．201-210，中山書店，2009

13. 転換性障害

河野　伸子

> **症　例**
>
> 　30代会社員の女性である．営業職で多くの人と接する毎日であり，仕事の負担が大きくなった時期に，「声が出ない」「声がしゃがれる」「足に力が入らない」「うまく歩けない」などの症状が出現した．耳鼻科，神経内科等の検査では，器質的，薬剤的には問題が認められず，精神的なものがあるのではないかと紹介され，精神科を受診した．生育歴では，厳しい両親に育てられ，周囲の要求に沿おうとがんばってきたが，無理を重ねやすく，さまざまなことがうまくいかなかったことが聴取された．器質的，薬剤的な問題は否定的であること，病前性格，ストレス状態などから転換性障害によるものと考えられた．

診　断

　転換性障害 conversion disorder は，DSM-Ⅳ-TR では，既知の神経学的疾患あるいは身体疾患では説明のできない神経症状（例えば麻痺，盲，知覚異常）を1つ以上示している障害と定義されている[1]．そして，症状の発症や悪化には，心理的要因が関連する．転換という言葉は，フロイトにより用いられ，不安や心理的葛藤が抑圧され，身体症状として転換されたと考えられている．

　診断上重要かつ困難なことは，実際に神経学的根拠を持つ類似症状，（投薬を含む）物質誘発性の病因を区別することである．また，転換性障害と診断するには，神経症状の原因と心理学的要因の関連を見出し，詐病や虚偽性障害の結果ではないことを必要とする．**表13** に DSM-Ⅳ-TR の300.11 転換性障害の診断基準を示す．ICD-10 では，F44 解離性（転換性）障害の診断となる．

13. 転換性障害

表13　DSM-IV-TR の 300.11 転換性障害の診断基準

A. 神経疾患または他の一般身体疾患を示唆する，随意運動機能または感覚機能を損なう1つまたはそれ以上の症状または欠陥．
B. 症状または欠陥の始まりまたは悪化に先立って葛藤や他のストレス因子が存在しており，心理的要因が関連していると判断される．
C. その症状または欠陥は，(虚偽性障害または詐病のように) 意図的に作り出されたりねつ造されたりしたものではない．
D. その症状または欠陥は，適切な検索を行っても，一般的身体疾患によっても，または物質の直接的な作用としても，または文化的に容認される行動または体験としても，十分に説明できない．
E. その症状または欠陥は，著しい苦痛，または社会的，職業的，または他の重要な領域の機能における障害を引き起こしている，または，医学的評価を受けるのが妥当である．
F. その症状または欠陥は，疼痛または性機能障害に限定されておらず，身体化障害の経過中にのみ起こってはおらず，他の精神疾患ではうまく説明されない．

DSM-IV-TR 精神疾患の分類と診断の手引［新訂版］（医学書院）引用より

　櫻井は，ICD-10 や DSM-IV の分類基準の説明をしたうえで，実際の臨床場面では従来のヒステリーの転換型の概念で診断した方が，その後の治療上も納得しやすいとしている．そして，①心因をもって身体化した機能的症状であること，②疾病利得などなんらかの目的性が関与していること，③無意識の機制下で発症すること，④この意味で詐病と異なることを挙げている[2]．以下に主な症状を挙げる．

　感覚症状：無感覚症や知覚異常がよく見られ，特に四肢に多い．手あるいは脚に見られる特徴的な靴下や手袋型の無感覚症や，中心線にぴったりと沿って起こる身体の半側無感覚症が見られたりする．転換性障害の症状は特殊な感覚器官で起こり，聾，盲，トンネル視を生じさせる．しかし，神経学的評価では，感覚系に障害はない．

　運動症状：異常な動き，歩行障害，筋力低下，麻痺などである．大きな律動的振戦や舞踏病様の動き，チック，筋肉のけいれんが現れ，普通は，そこに注意が向けられると悪化する．転換性障害に見られる歩行障害とし

ては，失立－失歩があり，これは，大きな失調性のよろめき歩行で，粗大で不規則なぎくしゃくした体幹の動き，打ち付け振るような，腕の運動が見られる．

発作症状：偽発作と真の発作を臨床観察のみから鑑別することは困難である．さらに，偽発作を示す患者の3分の1にはてんかんも共存する．

転換性障害は，通常，小児期後期から成人期初期に発症し，何らかのストレスが先行することが多い．DSM-Ⅳ-TRでは，精神科医を受診する1〜3％程度に転換性障害が認められたとしている．男女差も2：1から10：1で女性が多いとされている．

転換性障害は，他のⅠ軸の精神疾患，うつ病性障害，物質関連性障害，不安障害を併発することも多い．転換性障害による構音障害患者の57％にうつ病性障害や気分障害などの疾患が併存したとの報告も見られる[3]．統合失調症における転換性障害は稀とされ，Ⅱ軸の精神疾患を伴う場合も多く，特に，境界性人格障害，演技性人格障害を伴うことが多い[4]．

予後に関しては，転換性障害患者の大多数は，その初発症状が2，3ヵ月あるいは1ヵ月以内に解決されるが，患者の25％はストレスのある時期に再び繰りかえすとされている．予後がよいのは，発生が突然で，ストレス因子がはっきりしており，病前の適応がよく併存する精神疾患や身体疾患がない場合であり，依存型や境界型の人格障害の強いもの，家族関係で深い葛藤があるもの，憎しみや怒りが背景にあるもの，知的能力が低いもの，賠償が絡まったものなどは長期化しやすく，治療上の治療者ー患者関係を作ることが困難であることもある．

病　因

精神力動的要因：転換性障害は，無意識的な内的葛藤の抑圧によるものであり，それらの想起による不安を身体症状へと転換したものとされる．その葛藤は，本能的衝動（例えば攻撃的衝動あるいは性的衝動）が，超自我や外的事情によって，表出できないことで生じている．症状は，自我が抑圧された願望や強い衝動の表出を一部許容し，患者は，受け入れがたい感情や葛藤に直面する必要がなくなる（一次的の疾病利得 primary gain）．また，患者は，症状によって，他者から注目を浴びたり，現在の不快な状

況を回避できたり，治療を必要としていることを伝えることができる（二次的疾病利得 secondary gain）．時には重篤な症状に対して，不適切なほど無頓着，無関心な態度を示す場合もあり，「穏やかな無関心」と呼ばれる．

生物学的要因：近年，生物学的要因と神経学的要因が関与することを報告する資料が増えている．いくつかの画像診断では，転換症状の原因として運動野の機能だけではなく，前頭前野や大脳辺縁系の関連が示唆されている[5]．

治　療

背景に確かな心身の疾患があれば，まずその治療と対策を優先して対応する．

転換性障害の治療は，洞察志向の支持的療法あるいは行動療法によって，改善は促進され，抗不安薬，行動リラクゼーションも症例によっては有効であると言われている[3]．患者の状態によって，方法はさまざまであり，まずは，身体症状に耳を傾け，発症前後の状況を聞き，徐々に人生早期からの生活史を聞き，その中で，疾病利得の有無や性格傾向を把握して，治療計画を立てるようにする．症状のもつ意味に注目し，一次的疾病利得に焦点を合わせながら，外的葛藤の有無を聞きだしていくような精神療法や，心的緊張の低下の状態を重視し，不安を低減させるような支持的精神療法が用いられる．また，口腔外科手術後の転換性障害患者に描画療法が有効であったとの報告[6]や，歯科治療を契機に転換性障害が顕在化した患者に日記指導が有効であったとの報告[7]，バイオフィードバック療法[8]を用いた報告も見られる．短期の入院は，症状が機能不全を起こしていたり，不安を強めているような時には有効であり，入院により問題となる家族や心的外傷を与えている状況から切り離すことで，治療効果が上がることがある[9]．先述の症例では，家族への不満を語る際に強く症状が表れたため，怒りの表出には葛藤があることが推察された．そこで薬物療法と並行して，安全な感情表出の方法として描画療法を導入した．カウンセリングの中で安全にさまざまな感情を表現する中で，1年後には軽快した．

櫻井は，洞察可能な患者には，それなりの枠組みで精神療法を行う必要があるとしながらも，過度な陽性転移に気をつけること，一方，治療者が，中立性を保とうとするあまり，治療関係を脱人間化してしまう危険性があるとして，治療関係における距離のあり方に注意を促し，「基本的には，過剰な陽性転移や陰性の逆転移に注意し，病気であることをまず受け入れ，患者の病気になったことの後ろめたさを包み込み，自尊心を傷つけないように注意しながら深入りせず，一定の距離を保ちつつ治療を行う．症状の訴えが明らかに解剖学的に説明がつかないものであったり，大げさで執拗であって困らされても，また詐病のように見えても，そのような症状でしか現実に適応できない状態で，しかもそれが意識されない無意識のかかわりで生じているのだと理解し，根気よく接することである」と述べている[2]．

文献

1) American Psychiatric Association: Diagnostic and Statistical Manual of Mental Disorders, Fourth Edition, Text Revision; DSM-Ⅳ-TR：高橋三郎，他訳：身体表現性障害，高橋三郎，他訳：DSM-Ⅳ精神疾患の分類と診断の手引き．177-182．医学書院，2002．
2) 櫻井浩治：転換性障害（松下正明総編集）臨床精神医学講座第6巻 身体表現性障害・心身症．159-174, 中山書店 1999
3) Willinger U, VOlkl-Kernstock S, Aschauer HN: Marked depression and anxiety in patients with functional dysphonia, Psychiatry Research., 134 (1): 85-91, 2005
4) Sadock BJ, Sadock VA: Kaplan & Sadock's Synopsis of Psychiatry: Behavioral Sciences/Clinical Psychiatry, Ninth Edition：井上令一，他訳：身体表現性障害，井上令一，他監訳：カプラン臨床精神医学テキスト DSM-Ⅳ診断基準の臨床への展開．376-391．株式会社メディカル・サイエンス・インターナショナル，1999．
5) Nowak DA, Fink GR: Psychogenic movement disorders: aetiology, phenomenology, neuroanatomical correlates and therapeutic approaches. Neuroimage.: 47 (3): 1015-25, 2009
6) 江崎誠治，吉田卓生，亀山忠光，他：舌癌の手術後にヒステリー転換性障

害を呈した1症例，日本歯科心身医学会雑誌，6：99-105, 1991
7) 神野成治，鈴木長明：歯科治療を契機に転換性障害が顕在化した1例，日本歯科心身医学会雑誌，18（1）：31-35, 2003
8) Fishbain DA, Golberg M, Khalil TM, et al: The utility electromyographic biofeedback in the treatment of conversion paralysis. The American journal of Psychiatry: 145（12）: 1572-1575, 1988
9) 松崎浩司，岡部浩通，今井幸三：家族療法的アプローチを行った転換性障害の1症例，徳島赤十字病院医学雑誌，7（1）69-74, 2002

14. 治療　薬物療法の心がまえ

五十川　浩一

　精神障害はしばしば予想しにくい経過を辿る．経過を追ううちに，症状が変化してきたり，はじめに聞いていなかった情報が後から入ってきたりして，はじめの診断を再考しなければいけなかったり，併存診断を加えたりしなければならなかったりする．不安障害においても同様で，不安の対象が妄想に起因していると判断されるようになってきたり，パニック障害と診断し，後になって大きな外傷体験が存在していたことがわかったり，境界性人格障害の併存診断の存在があり，治療者を含めた対人的問題が生じたりなどである．薬物療法を行うにあたっては，治療しながら診断の再考と変更を余儀なくされることも多いことは当然であることを知る必要がある．

　薬物療法を始める前に，身体的問題はないか検討する必要がある．特に，心機能，肝機能，腎機能に異常がないかを検討する必要がある．また，過去の薬物アレルギー歴，これまで使用した薬物や，現在使用している薬物も聞く必要がある．

　診断を確定した後，標的症状を決めていき，なるべくシンプルな処方にしていくように努める必要がある．なぜならば，有害作用が生じたとき，起因の薬物を特定しやすいためである．また，薬物が複数になると薬物相互作用が複雑となっていくからである．

　不安障害は若い女性に罹患率が高い．そのため妊婦に対する薬物の使用が問題となる．妊婦には催奇形性の問題等で薬物を中止することが望ましい．しかし，薬物を中止すると耐え難い症状が出る患者は継続せざるを得ない．それぞれの薬物服用時に奇形を生じる確率を伝え，薬物を使用しなくても奇形の子供を授かる確率が3%であることを伝え，妊婦と十分話し合いながら，服薬の継続の考えを共有しながら治療すべきであろう．なお，催奇形性の高い薬物としてlithiumが挙げられ，その確率は10%以下と言われている．lithiumは特に妊婦には避ける薬物である．

　高齢者の場合，投与量を少なめに処方する必要がある．通常，薬物が恒

常状態に達するのに時間を要する．よって，投与量の増量もゆっくりと行う必要がある．

薬物療法に加え，精神療法，認知行動療法，家族療法も必要に応じて行うべきである．多くの場合，薬物療法と心理的治療は付加的または相乗的作用をもたらす．

抗うつ薬

抗うつ薬の慢性投与は，パニック障害，特定の恐怖症，社交不安障害，強迫性障害，外傷後ストレス障害，全般性不安障害に有効で，不安障害の第一選択薬と考えられる．特に選択的セロトニン再取り込み阻害剤（selective serotonin reuptake inhibitor: SSRI）は二重盲検試験にて有意性を示した強い証拠が多く発表されている．

抗うつ薬治療で治療者側が失敗を起こす最も一般的な原因は，薬物量が不十分，もしくは投与期間が短い場合である．臨床効果がはっきりと現れるのは十分量（imipramine 換算量 150 mg/day）投与後，2～4 週間後である．このことを知ることが抗うつ薬治療上最も重要である．一度抗うつ薬を選択し十分量投与できたら，少なくとも 4 週間できれば 6 週間維持して治療反応性を見る必要がある．抗うつ薬が治療効果を発揮するまではベンゾジアゼピン系薬物（alprazolam, clonazepam など）で，できれば頓用薬としての使用で，不安を軽減し，4～6 週経過後抗うつ薬の効果が十分に認められてから，ベンゾジアゼピン系薬物の使用をゆっくりと取り除くのが理想である．

抗うつ薬の選択で重要なのがその薬物の副作用である．抗うつ薬の副作用はその薬物によって異なる．鎮静作用が強いもの，抗コリン作用の強いもの，消化器作用の強いものなどさまざまな副作用がある．それらがよい効果としても期待できるなども検討したうえで，副作用に対する患者の忍容性を推測しながら，抗うつ薬を決定する．十分量の 1/3 量（imipramine 換算量 50 mg）もしくは 1/2 量（imipramine 換算量 75 mg）から開始し，十分量（imipramine 換算量 150 mg）まで増量する．1/3 量であれば次は 2/3（imipramine 換算量 100 mg）そして十分量と増量していく．この増量のペースで増量しても，患者にとって忍容的である場合にその抗うつ薬

の慢性投与を継続できる．患者が忍容できない場合は別の抗うつ薬に変更する．モノアミン酸化酵素阻害剤（monoamine oxidase inhibitors: MAOI）はある種の食べ物（チーズなど），飲み物（ワインなど），薬物（イブプロフェンなど）を摂ってはいけないのでそのことも注意が必要である．また，自殺の危険性の高い患者の場合，過量服薬の可能性を考えなければならない．そのような患者に対して，三環系抗うつ薬または MAOI を大量に処方することは避けなければならない．SSRI, mianserine, trazodone, milnacipran, mirtazapine などの安全な抗うつ薬を処方すべきである．

buspiron

buspiron は $5\text{-}HT_{1A}$ 作動薬であり，全般性不安障害に対する有用性が示されている．他の不安障害に関しての有用性は示されていない．buspiron の利点は，ベンゾジアゼピン系薬物で見られるような，鎮静，運動失調，耐性，離脱，依存などの好ましくない副作用がないことである．よって，高齢者にも使いやすい．15 mg/day 分割投与からはじめ，1週間後に 5 mg ずつ 3〜4 日ごとに増量し，最低でも 30 mg/day まで増量する．忍容性が保たれるできるだけ高用量で，6 週間は服用を継続することが勧められている．上限は 60 mg/day である．

ベンゾジアゼピン系薬物

ベンゾジアゼピン系薬物はパニック障害，社交不安障害，全般性不安障害に有効である．しかし，ベンゾジアゼピン系薬物の欠点である，依存，離脱症状，運動失調，アルコールとの相互作用，乱用などの問題からなるべく最小限に止めるよう努め，抗うつ薬を主剤として治療するほうがよい．抗うつ薬単独では効果不十分である場合や，治療初期の重篤な状態を速やかに緩和する目的や，不安を生じたときの頓用薬の使用目的ではベンゾジアゼピン系薬物の必要性は高い．

ベンゾジアゼピン系薬物の選択には力価と半減期に注目すべきである．たとえば，alprazolam は力価が高く半減期が短い薬物である．chlordiazepoxide は力価の低い半減期の長い薬物がある．「力価が高い」

とは少ないmg数でも臨床効果を示すことを意味している．力価の高い薬物ほどパニック発作には効果的である．しかし，力価が高く，半減期の短い薬物ほど，離脱症状や依存を生じやすい．triazolamが，離脱症状である早朝覚醒や，常用していると中止が困難となる理由はこのためである．また，alprazolamで離脱性の不安を生じる場合，高力価で長時間作用型のclonazepamに置き換えることは理にかなっている．高齢者の場合，長時間作用型の薬物は蓄積の問題が生じた場合，せん妄，認知機能の低下，運動機能の低下などの可能性が高まる．薬物依存の既往歴のある患者の場合は，高力価で短時間作用型をなるべく避けたほうがよい．高齢や肝硬変など，肝臓での代謝が低下している患者はlorazepamの選択がよいかもしれない．なぜなら，lorazepamはグルクロン酸抱合での代謝であり，ミクロソームの酸化による代謝の影響を受けないためである[1]．

抗けいれん薬

抗けいれん薬であるcarbamazepine, sodium valproate, topiramate, lamotrigineがPTSDに有用である証拠がある[2~5]．carbamazepineはチトクロームp450 3A3/4の酵素誘導を引き起こすため，チトクロームp450 3A3/4で代謝されるさまざまな薬物の血中濃度（抗うつ薬，ベンゾジアゼピン薬物を含む）を上昇させる．また，チトクロームp450 3A3/4を阻害する薬物（抗うつ薬を含む）はcarbamazepineの血中濃度を増加させる．相互作用を確認して使用しなければならない[6]．

文献
1) 五十川浩一：特集抗不安薬　BZP系抗不安薬とSSRIsの特徴と使い方　アルプラゾラム　最新精神医学14, 2009
2) Lipper S, Davidson JR, Grady TA, et al: Preliminary study of carbamazepine in post-traumatic stress disorder. Psychosomatics. 27 (12): 849-854, 1986
3) Fesler FA: Valproate in combat-related posttraumatic stress disorder. J Clin Psychiatry. 52 (9): 361-364, 1991
4) Berlant J, van Kammen DP.: Open-label topiramate as primary or

adjunctive therapy in chronic civilian posttraumatic stress disorder: a preliminary report. J Clin Psychiatry. 63 (1): 15-20, 2002
5) Hertzberg MA, Butterfield MI, Feldman ME, et al: A preliminary study of lamotrigine for the treatment of posttraumatic stress disorder. Biol Psychiatry. 45 (9): 1226-1229, 1999
6) シャッツバーグ・ネメロフ 編著：(兼子直, 尾崎紀夫, 総監訳) 精神神経薬理学大事典 第37章 Terence AK ら, 五十川浩一 訳, Carbamazepine と Oxcarbazepine p496-517, 西村書店, 2009

15. 治療　精神療法の心がまえ

河野　伸子

　精神療法というと，精神分析療法や認知行動療法など特定のアプローチを想定しがちであるが，その前提として，診察の場は，人と人との出会いの場である．青木は，「広い意味で精神療法とは，患者と出会った時から始まり，別れるまで続いていくものである」と述べている[1]．これは，1回，1回の診察での出会いと別れと同時に，初診から終結までの治療全体としての意味を含んでいると思われる．また，青木は広い意味の精神療法としたうえで，①挨拶，②確かなコミュニケーションを心がける，③患者の気持ちを理解しようとする，④作戦を練る，⑤治療意欲を高めるとし，それぞれに簡潔で具体的な説明を加えている[1]．

精神分析的治療

　フロイトが創始した精神分析は，カウチを用いて，1週間に4, 5回の頻度で自由連想するものであり，現在医療機関や相談機関で行われているのは，精神分析から変法された精神分析的精神療法が多い．典型的には，1週間に2回前後（日本では週1回が多い）の頻度で，患者と治療者は対面して座り，対話する中で行われる．精神分析的精神療法は，精神分析の人格理論や病態論に基づき，患者が，自由連想法的（心に浮かぶことを何でも話すこと）を聞いていく．さまざまな症状や行動を吟味する中で，受け入れがたい感情や葛藤との関連が洞察されていくことを目指す．

　成田は，精神分析的精神療法における治療者と患者の役割として，下記のように述べている[2]．治療者の役割は，①患者の依頼に応えうる知識と技術をもつ（と想定される）専門家として患者の依頼を受け入れる，②治療構造を設定し維持する，③患者に傾聴し理解する，④理解したところを患者に言葉で伝達する．それによって患者の問題（不安，葛藤）をいま一度患者の中に差し戻す，⑤面接の中での治療者の役割をできるだけ小さくするように努める．つまり治療者でなくなるように努める，とし，患者の

役割は治療者の役割と対にして記載されており,一つひとつ具体的に検討されている[2].精神分析もしくは精神分析的精神療法では,精神分析理論や治療構造をはじめとするさまざまな枠組みがあるが,枠組みがあることで,患者に変化が生じた際にその意味を考える視点が生じる(例えば,時間が明確であると,患者の遅刻や退出渋りから患者の状態を推測し,その行動の意味を吟味するなど).伊藤は,さまざまな困難から生じる苦痛の感情の様態を,フロイトの防衛機制にちなんで「心理化」,身体が引き受けている状態を「身体化」,みずからの内に苦痛な感情をかかえることができない状態を「行動化」としたうえで,困難そのものを取り除くことはできなくても,「象徴化」によって他者とともにその困難を生きることが可能になると述べている[3].すなわち,治療者という,患者の言葉を丁寧に聴き,内在する感情を受け止めやわらげて返す他者がいることによって,患者にそのような他者の在り方が内在化され,受け止めきれなかったさまざまな苦痛な感情をみずからの内に抱えられるようになるのである.

認知行動療法(cognitive-behavioral therapy: CBT)

認知行動療法とは,認知行動理論に基づく体系的な精神療法である.認知の領域は,感情や行動に影響を与える,思考,態度,信念,仮説,イメージなどを含んでいる.伊藤によると,認知行動療法の起源は2つあり,1つは精神分析的流れであり,もともと精神分析を志向していたアーロン・ベックが,精神分析のように解釈しなくても,その人の主観的な志向やイメージ(すなわち認知)を治療でそのまま扱えることに気づき認知療法を始めたこと,もう1つの起源は,学習理論における行動療法の流れであり,学習理論が行動だけでなく認知を含めるようになった結果,行動療法から認知行動療法に発展したとしている[4].ジュディス・S・ベックは,認知療法において10の基本原則を挙げている[5].これは,認知行動療法として発展してきた現在でも基本的であると思われる.その基本原則は,以下の通りである.①認知療法は,すべての話題と患者の抱える問題を,常に認知療法的視点から概念化し,それに基づいて実施される.②確固たる治療同盟を重視する.③共同作業と治療への積極的関与を重視する.④問題に焦点を当て,目標志向的である.⑤まず〈現在〉を強調する.⑥認

知療法は心理教育的であり，患者が自分自身の治療者となることを目指す．そして再発予防を重視する．⑦治療の回数や期間を制約のあるものとして考える．⑧セッションを構造化する．⑨患者を教育し，患者が非機能的な志向や信念を自ら把握，検討し，それらに対応できるように誘導する．⑩患者の思考，気分，行動を変化させるために，さまざまな技法を活用する[5]．

この30年の間に，行動学的な概念の変化，臨床現場からのevidence basedな介入の要請，説明責任などから，認知行動療法が盛んになっている．認知行動療法は全般性不安障害やPTSD，社交恐怖や子供の不安障害などに効果を上げており[6]，パニック障害の治療[7]や全般性不安障害，パニック障害，広場恐怖を併存している患者への治療[8]も示されている．また，これまで，教育的色彩が強すぎたとの考えから，気づきや受容といったものに焦点を当てる第3の認知行動療法という分野も生じており，Acceptance and Commitment Therapy（ACT）[9]やMindfulness-Based Cognitive Therapy（MBCT）[10]なども注目を集めている．

文献

1) 青木省三：1.精神療法の基本（青木省三・中川彰子編）専門医のための精神科臨床リュミエール11 精神療法の実際．2-16，中山書店，2009
2) 成田善弘：4 治療者の介入-その1-，精神療法家の仕事―面接と面接者―，61-77，金剛出版，2003
3) 伊藤良子：第12章 感情と心理臨床（藤田和生編）感情科学，307-330，京都大学学術出版会，2007
4) 伊藤絵美：第1章 認知行動療法入門，認知療法・認知行動療法 面接の実際，1-7，星和書店，2006
5) ジュディス・S・ベック：（伊藤絵美．神村栄一．藤澤大介訳）第1章 はじめに，認知療法実践ガイド・基礎から応用まで―ジュディス・ベックの認知療法テキスト―，1-16，星和書店，2004
6) Butler AC, Chapman JE, Forman EM, et al: The empirical status of cognitive-behavioral therapy: a review of metaanalyses. Clin Psychol Rev 26: 17-31, 2006
7) Friedman S, Braunstein JW, Halpern B: Cognitive behavioral treatment of

panic disorder and agoraphobia in a multiethnic urban outpatient clinic: Initial presentation and treatment outcome. Cogn Bahav Pract 13: 282-292, 2006
8) Labrecque J, Dugas MJ, Marchand A, et al: Cognitive behavioral therapy for comorbid generalized anxiety disorder and panic disorder with agoraphobia. Behav Modif 30: 383-410, 2006
9) Hayes S, Pierson H: Acceptance and commitment therapy,; Edited by Freeman A, Felgoise SH,Nezu A, et al.; Encyclopedia of Cognitive and Behavioral Therapy; New York, Kluwer, 1-4, 2005
10) Baer RA:. Mindfulness training as a clinical intervention: a conceptual and empirical review. Clin Psychol Sci Pract 10: 125-143, 2003

和文索引

ア
アセチルコリン神経　8

イ
依存性　31
遺伝子　13
遺伝的　29
意味記憶　5

ウ
運動症状　86

エ
栄養因子 S-100　10
エピソード記憶　5

オ
オペラント条件付け　20

カ
外傷後ストレス障害　11, 58
外傷後ストレス障害の診断基準　59
外傷体験　31, 70
海馬　8
海馬傍回　8
解離性健忘　76
解離性健忘の診断基準　77

解離性障害　75
解離性同一性障害　79
解離性同一性障害の診断基準　78
解離性とん走　79
解離性とん走の診断基準　77
獲得的情動記憶　8
感覚症状　86
環境的　29
肝細胞成長因子　15

キ
機能的脳画像　53
偽発作　87
逆転移　89
急性ストレス　9
急性ストレス障害　69
嗅内野　8
境界性パーソナリティ障害　14
強迫性障害　50
強迫性障害の診断基準　51
強迫性パーソナリティ障害　52
恐怖症　35
恐怖条件付け　7
恐怖症の診断基準　36
筋弛緩法　40, 66
近赤外線分光法　30

101

索　引

ク

空間恐怖　32
クリューバー・ビューシー症候群
　　9

ケ

系統的脱感作　20
嫌悪の刺激　4, 7

コ

抗うつ薬　32, 92
抗けいれん薬　64, 94
高所恐怖　4
構造的解離理論　81
抗てんかん薬　47
行動修正法　21
行動分析　21
行動療法　39
行動理論　20
交尾行為　9
抗不安作用　10
抗不安薬　31
固定　39
古典的条件付け　20
コレシストキニン　12

サ

再固定　39

シ

磁気共鳴スペクトロスコピー　9

視床下部　9
視床下部－下垂体－副腎系　5, 11,
　　37, 45, 71
疾病利得　79
自動驚愕反応　7
自動思考　55
社会学習理論　21
社会恐怖　4
社交恐怖の診断基準　43
社交不安障害　43
消去　39
情動記憶　5, 6, 8
生得的情動記憶　8

ス

ストレス　1

セ

精神交互作用　22
精神分析　3, 19
精神分析的治療　96
精神療法　31, 82, 96
セロトニン　9, 12
セロトニン再取り込み阻害剤　53
セロトニン神経　8
セロトニントランスポーター　13
前帯状回　9
選択的セロトニン再取り込み阻害剤
　　10, 40, 46, 63
選択的セロトニン再取り込み阻害薬
　　54
前頭前野　7, 8, 9

索引

前頭前野皮質　13
全般性不安障害　31

ソ

側坐核　9
側頭葉　8, 9

タ

大うつ病性障害　37, 53
帯状回　8
対人関係論　20
大脳皮質　8, 9
段階的エキスポージャー　21
段階的エキスポージャー法　39
単光子放出コンピュータ断層撮影　30

チ

中隔核　9
中立的な刺激　4, 7
長期増強　5
超自我　19

ツ

デブリーフィング　72
転換性障害　85
転換性障害の診断基準　86
電気痙攣療法　14, 56

ト

統合失調症　52
特定不能の解離性障害　80

トークン・エコノミー　21
ドーパミン神経　8, 53

ニ

認知行動療法　47, 54, 65, 97
認知療法　21, 55

ノ

脳幹　9
ノルアドレナリン　10
ノルアドレナリン作動性・特異的セロトニン作動性抗うつ薬　64
ノルエピネフリン　12
ノルエピネフリン神経　8

ハ

暴露反応妨害法　54, 55
暴露療法　32
パーソナリティ障害　1
パニック障害　21
パニック障害患者　9
パニック障害の診断基準　28
パニック発作　3, 27, 28
反復性経頭蓋磁気刺激　14

ヒ

ヒステリー　19
ヒポコンドリー性基調　22
描画療法　88

フ

5-HT　10

索　引

5-HT$_{1A}$受容体　10
5-HT$_{2A}$受容体　10
不安　1, 19
不安階層表　55, 66
不安惹起作用　10
不安障害　24
不可逆的モノアミンオキシダーゼ阻
　害薬　47
腹側線条体　9
フラディング法　21, 39, 55
フロイト　19

ヘ

βブロッカー　40, 63, 65, 72
蛇恐怖　4
ベンゾジアゼピン系　40, 46, 54, 64
ベンゾジアゼピン系薬物　9, 93
ベンゾジアゼピン受容体　9
扁桃体　5, 7, 9, 13, 37

ホ

防衛機制　19

マ

マイネルト基底核　8

メ

迷走神経背側核　9
メラニークライン　20

モ

森田機制　22
森田正馬　22

ヤ

薬物療法　31, 91

ヨ

陽性転移　89
予期不安　4, 32

リ

離散的行動状態モデル　81
梨状前皮質　8
梨状葉　9
離人症性障害　80
離人症性障害の診断基準　78

欧文索引

B
buspiron 93

C
clomipramine 54
Conditioned Stimulus（CS） 4, 7
CRF 11

D
debriefing 72
DEX/CRH test 11
discrete behavior states model 81

F
fMRI 62
functional magnetic resonance imaging 62

G
GABA 9

H
HPA 37
HPA axis 5, 71
hypothalamic-pituitary-adrenal axis 5, 37, 45, 71

M
magnetic resonance spectroscopy 10
MAOI 64
MRS 10

N
NIRS 30
NMDA受容体 5, 7, 45, 62, 71

P
PET 9, 62
positron emission tomography 62

S
selective serotonin reuptake inhibitor 10
SPECT 30
SSRI 10, 46
structural dissociation theory 81

T
Tourette障害 53

U
Unconditioned Stimulus（US） 4, 7

©2011　　　　　　　　　　　第1版発行　2011年10月1日

不安障害の臨床

（定価はカバーに表示してあります）

|検印省略|

共　著　　　稺吉條太郎
　　　　　　五十川浩一
　　　　　　河野　伸子

発行者　　　服　部　治　夫
発行所　　　株式会社　新興医学出版社
〒113-0033　東京都文京区本郷6丁目26番8号
電話　03(3816)2853　　FAX　03(3816)2895

印刷　大日本法令印刷株式会社　　ISBN 978-4-88002-829-3　　郵便振替　00120-8-191625

・本書の複製権・上映権・譲渡権・公衆送信権（送信可能化権を含む）は株式会社新興医学出版社が保有します．
・本書を無断で複製する行為，（コピー，スキャン，デジタルデータ化など）は，著作権法上での限られた例外（「私的使用のための複製」など）を除き禁じられています．研究活動，診療を含み業務上使用する目的で上記の行為を行うことは大学，病院，企業などにおける内部的な利用であっても，私的使用には該当せず，違法です．また，私的使用のためであっても，代行業者等の第三者に依頼して上記の行為を行うことは違法となります．
・JCOPY〈(社)出版者著作権管理機構　委託出版物〉
本書の無断複写は著作権法上での例外を除き禁じられています．複写される場合は，そのつど事前に(社)出版者著作権管理機構（電話 03-3513-6969，FAX 03-3513-6979，e-mail：info@jcopy.or.jp）の許諾を得てください．